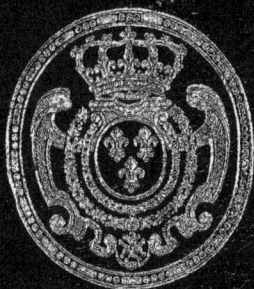

S. 172.

HERBIER

OU COLLECTION

DES PLANTES MEDICINALES

DE LA CHINE

D'après un Manuscrit peint et unique

qui se trouve dans la Bibliotheque

de l'Empereur de la Chine,

POUR SERVIR DE SUITTE

AUX PLANCHES ENLUMINÉES ET NON ENLUMINÉES

D'HISTOIRE NATURELLE

et à la Collection des Fleurs

qui se cultivent dans les Jardins de la Chine et de l'Europe.

Dirigé par les Soins

de M.ʳ Buchoz, Medecin de Monsieur.

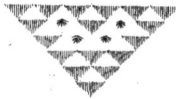

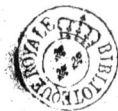

A PARIS.

Chez l'Auteur rue de la Harpe vis-à-vis celle de Richelieu-Sorbonne.

1781.

Pl. I. *Dev. 1.*

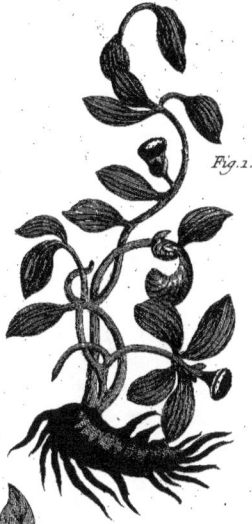

Fig. 1.

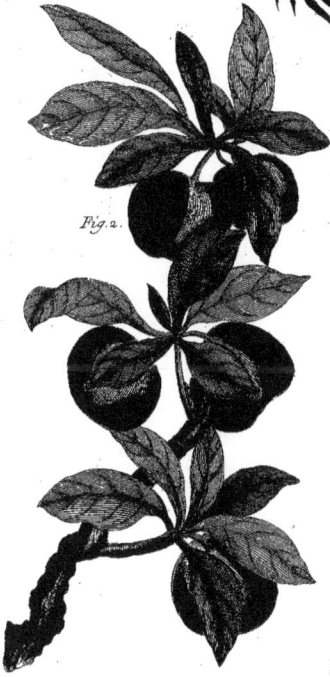

Fig. 2.

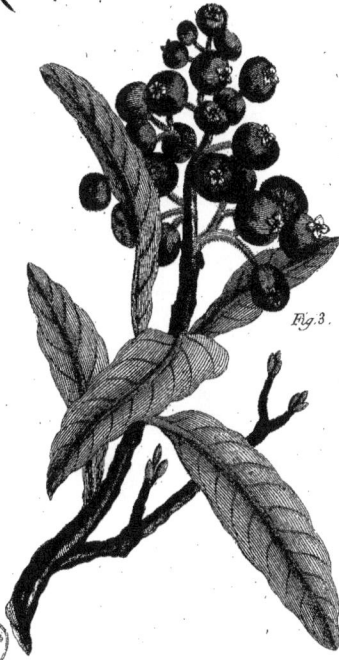

Fig. 3.

Pl. II.

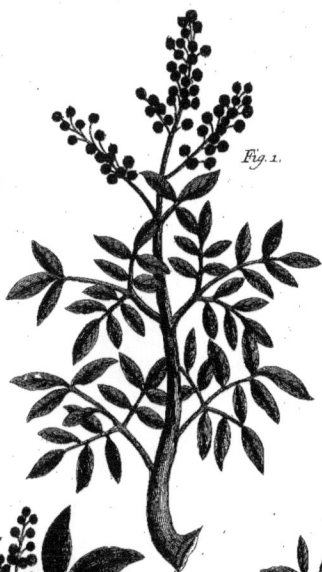

Fig. 1.

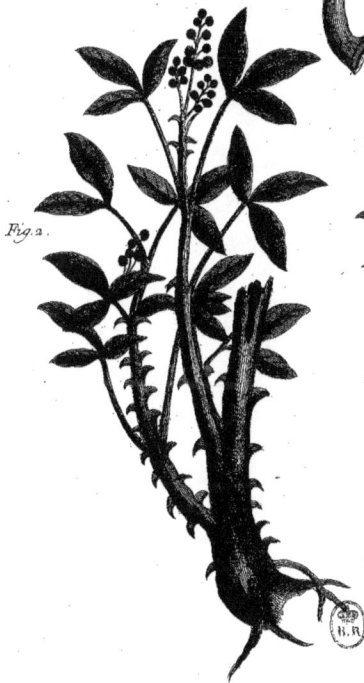

Fig. 2.

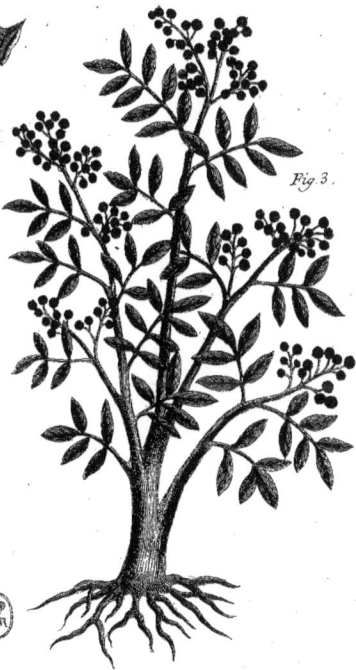

Fig. 3.

Pl. III.

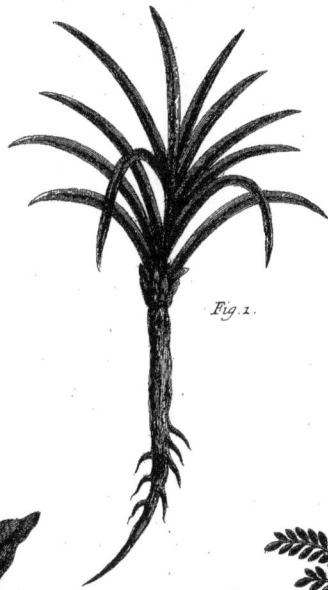

Fig. 1.

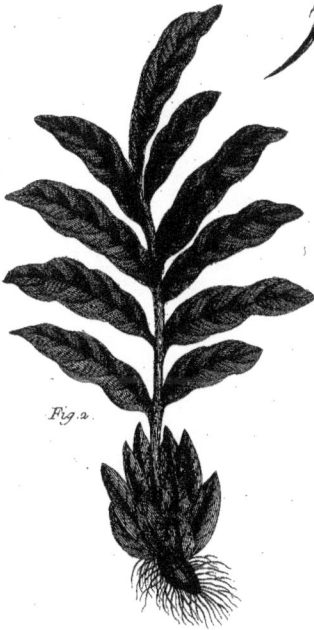

Fig. 2.

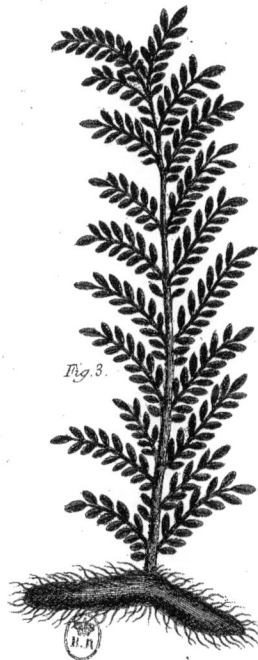

Fig. 3.

Pl. IV.

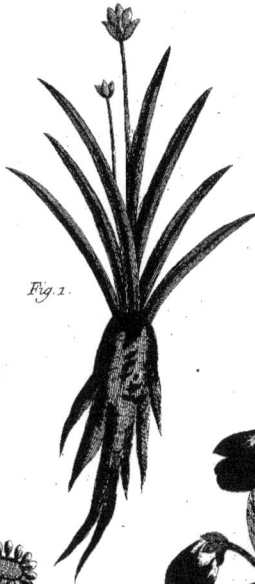

Fig. 1.

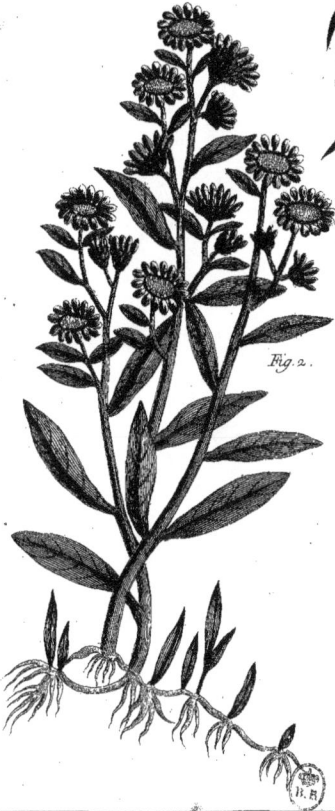

Fig. 2.

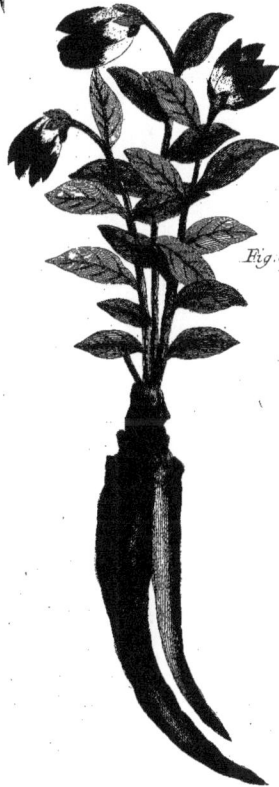

Fig. 3.

Peint à la Chine.

Pl. V. Deo.1.

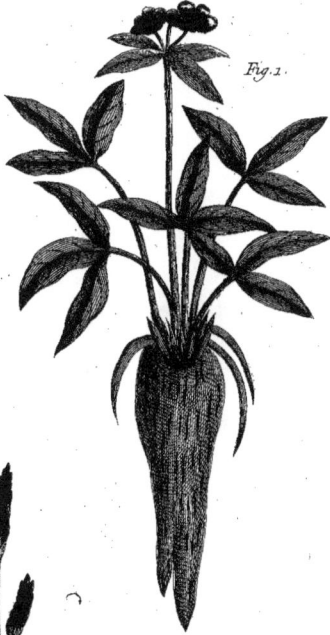

Fig.1.

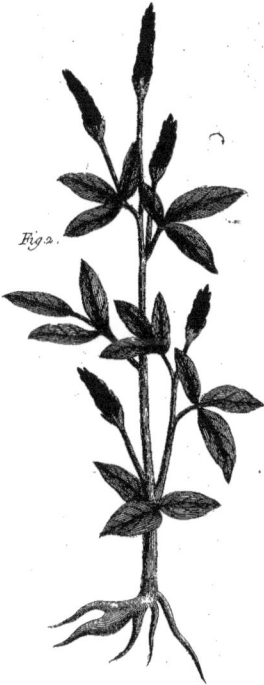

Fig.2.

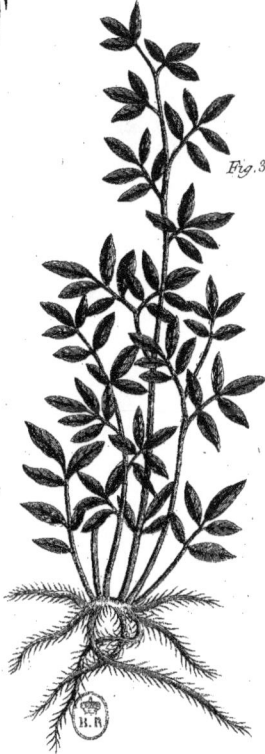

Fig.3.

Pl. VI.

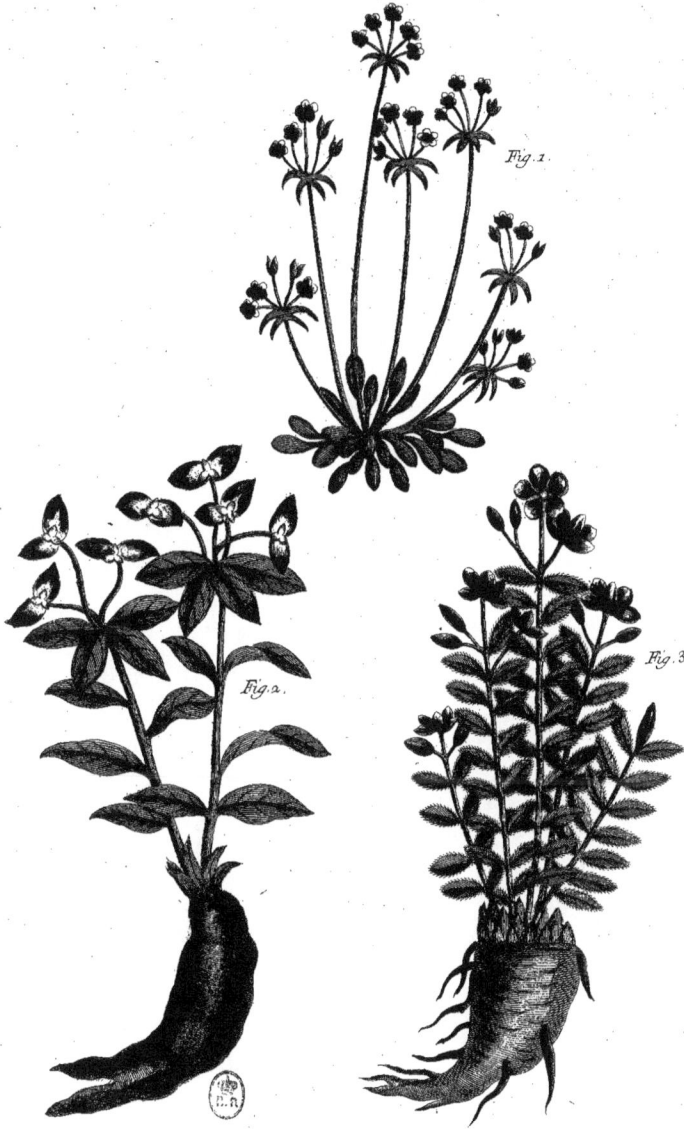

Fig. 1.

Fig. 2.

Fig. 3.

Pl. VII.

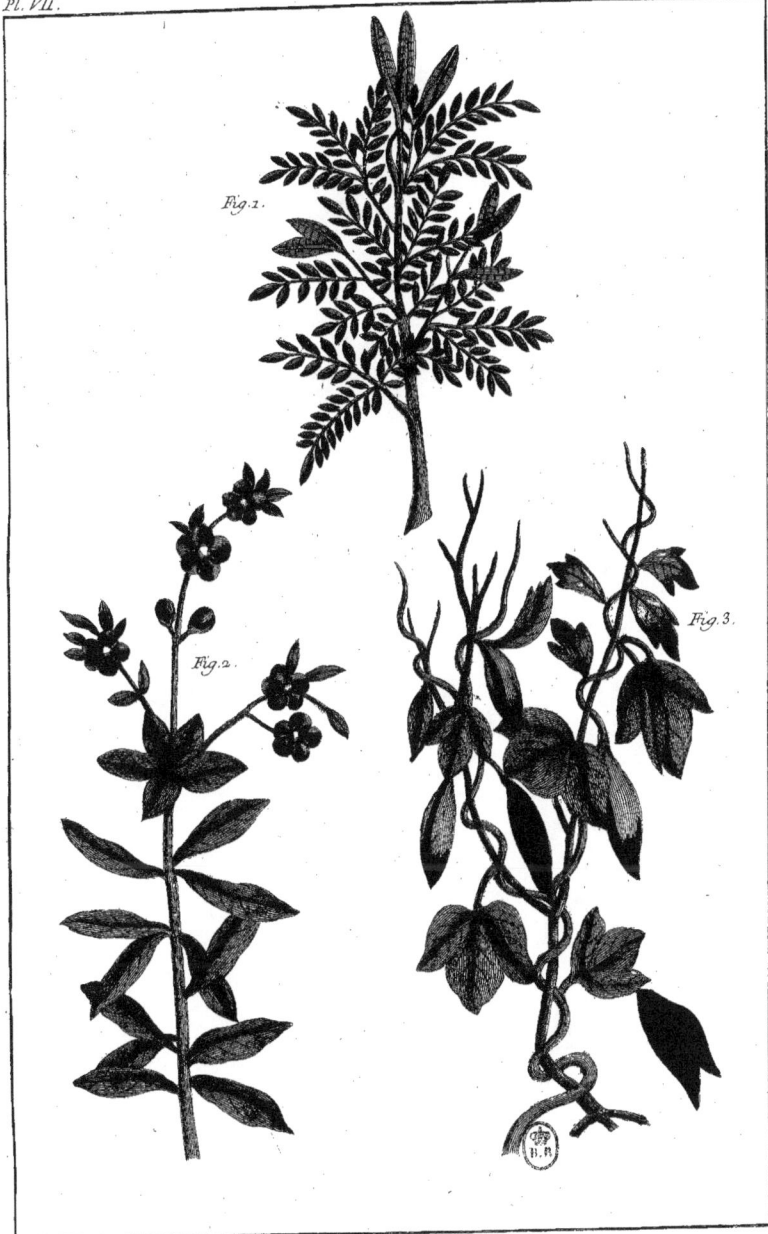

Fig.1.

Fig.2.

Fig.3.

Pl. VIII.

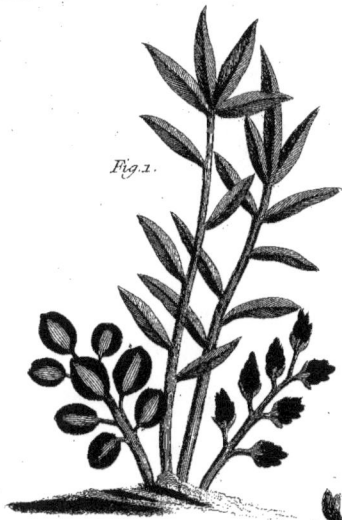

Fig. 1.

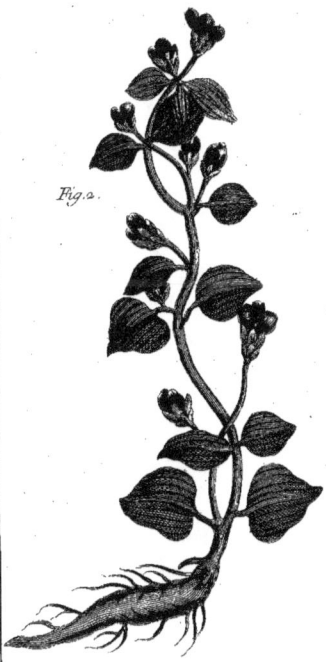

Fig. 2.

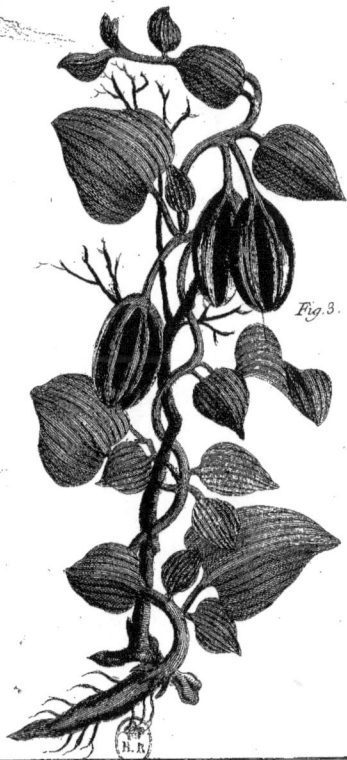

Fig. 3.

Pl. IX.

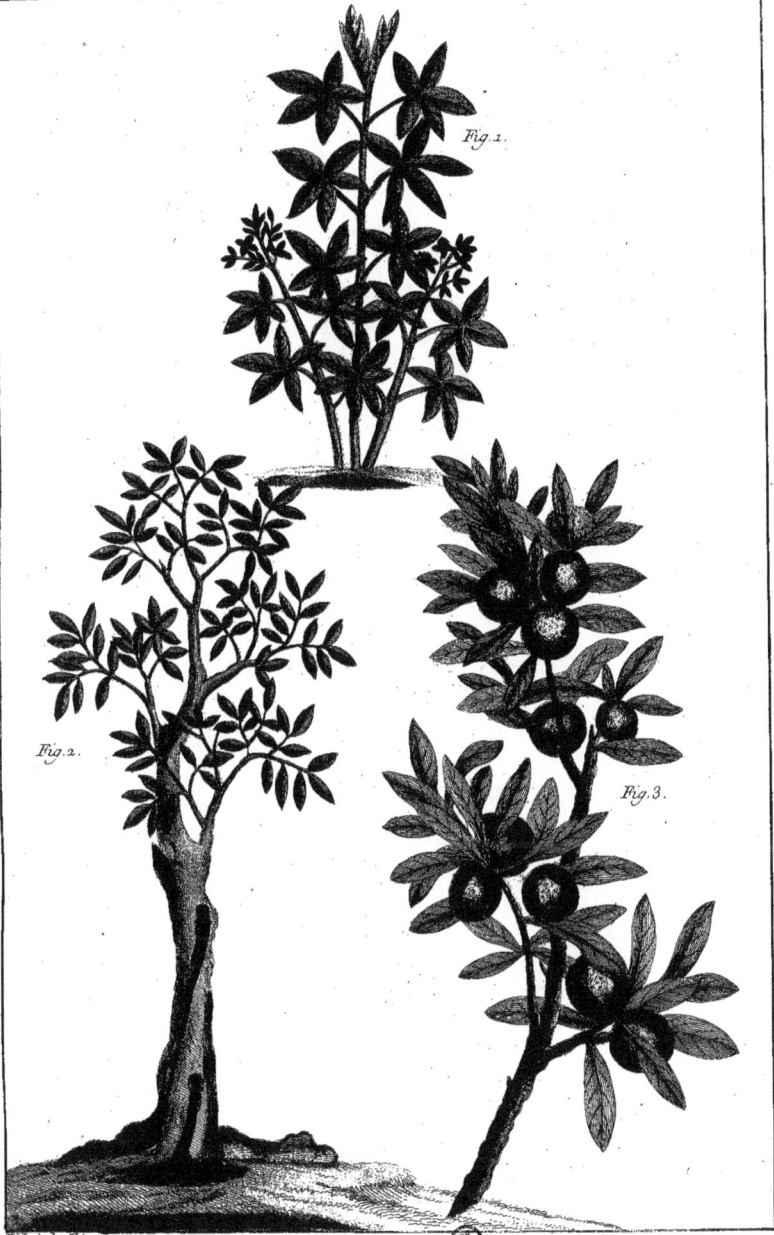

Fig.1.

Fig.2.

Fig.3.

Peint a la Chine.

Pl. X.　　　　　　　　　　　　　　　　　　　　*Dec. 1.*

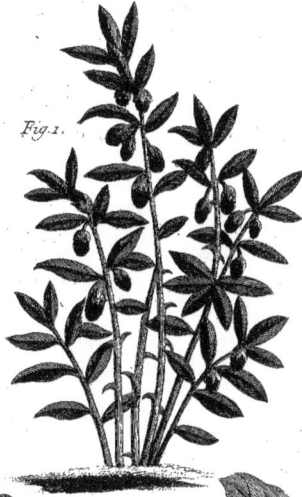

Fig. 1.

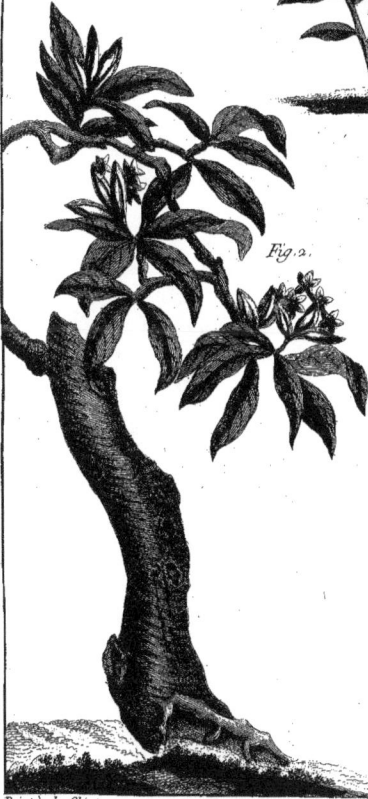

Fig. 2.

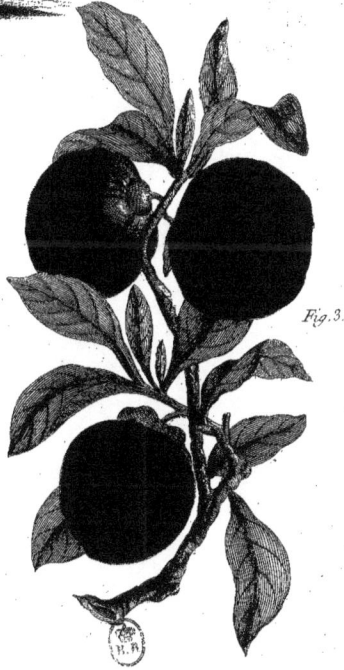

Fig. 3.

Peint à la Chine.

Pl. I.

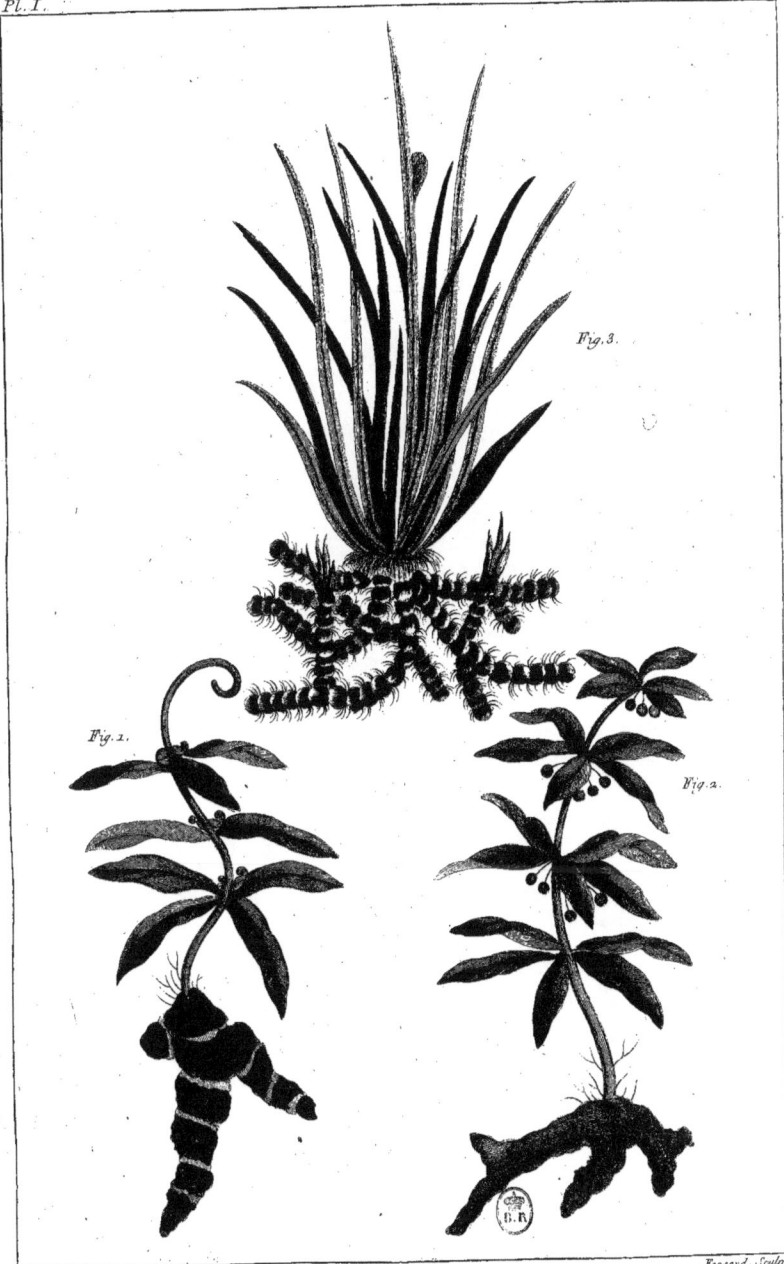

Fig. 3.

Fig. 1.

Fig. 2.

Pl. II.

Decad. 2.

Fig. 3.

Fig. 1.

Fig. 2.

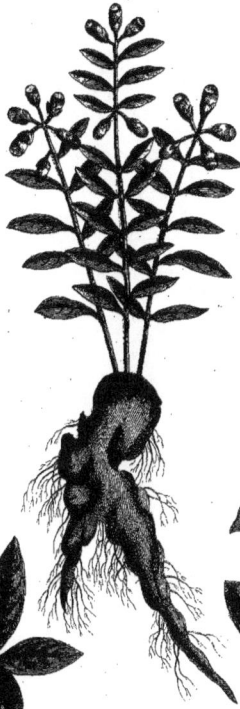
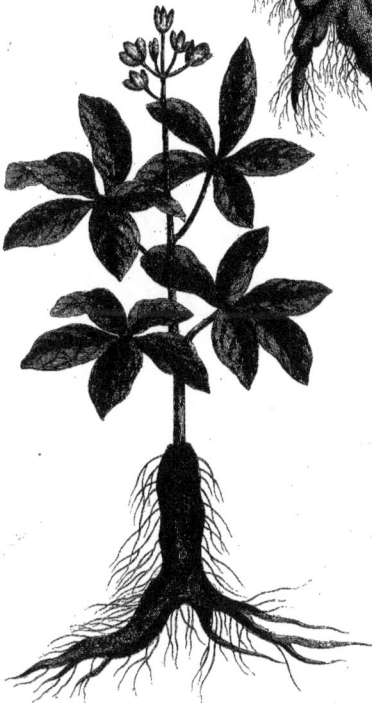
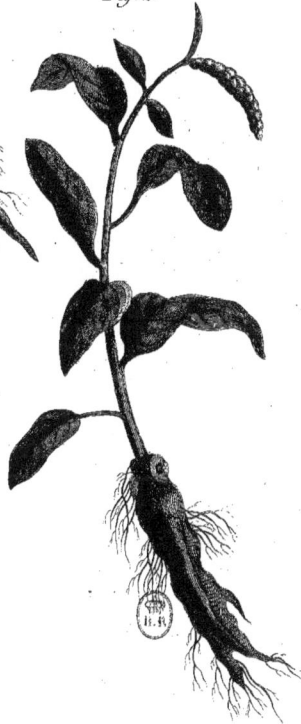

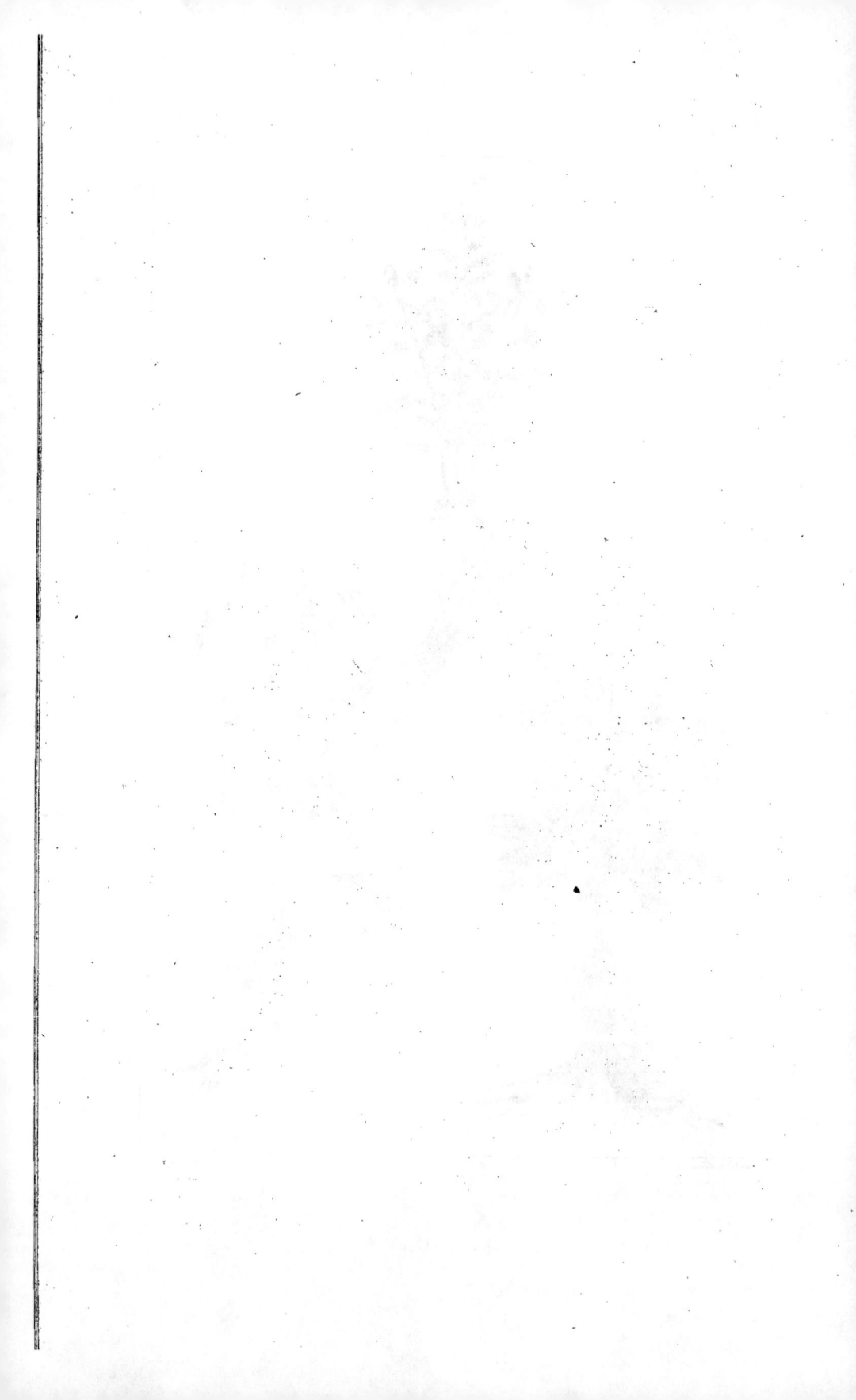

Pl. III.   *Decad. 2.*

Fig. 2.

Fig. 1.   *Fig. 3.*

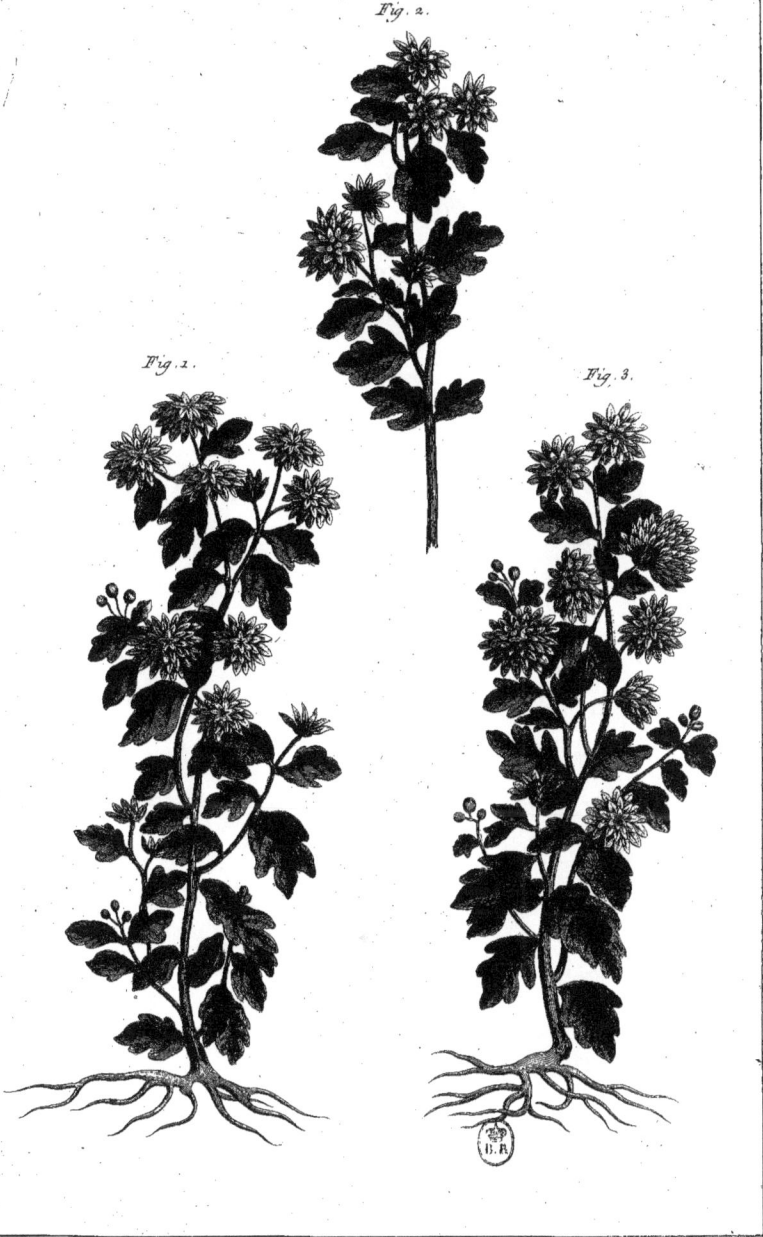

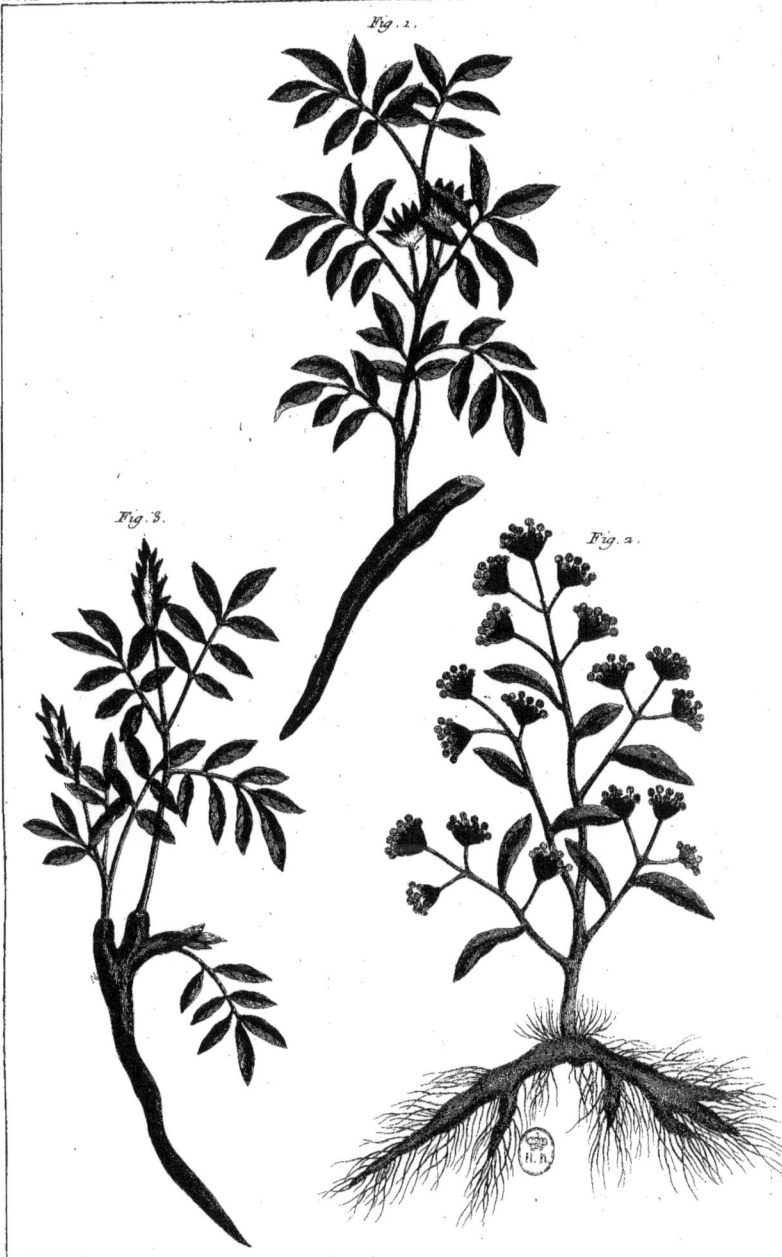

Fig. 1.

Fig. 3.

Fig. 2.

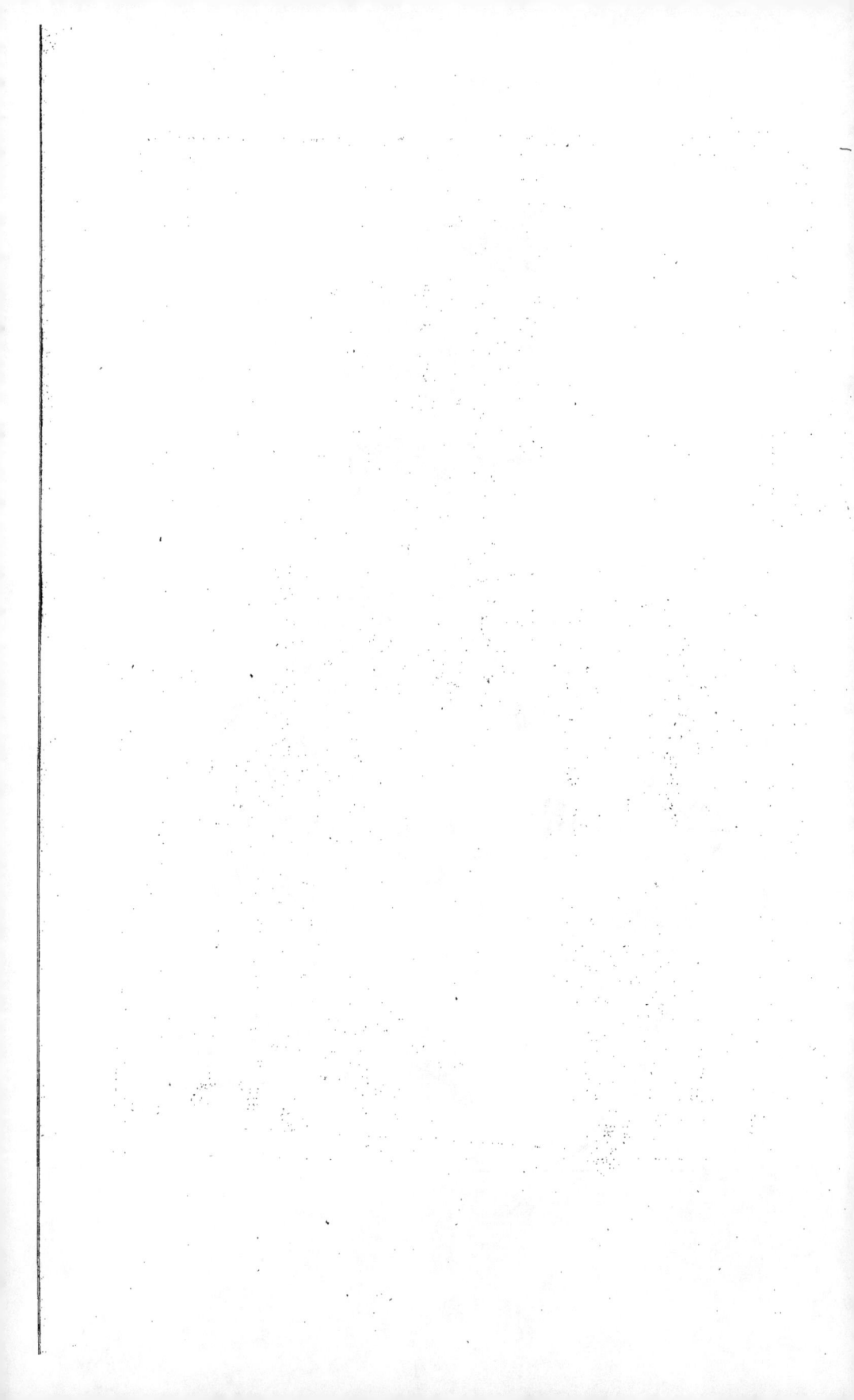

Pl. V.

Decad. 2.

Fig. 1.

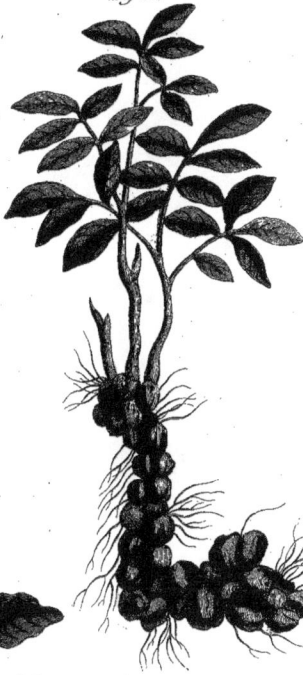

Fig. 2.

Fig. 3.

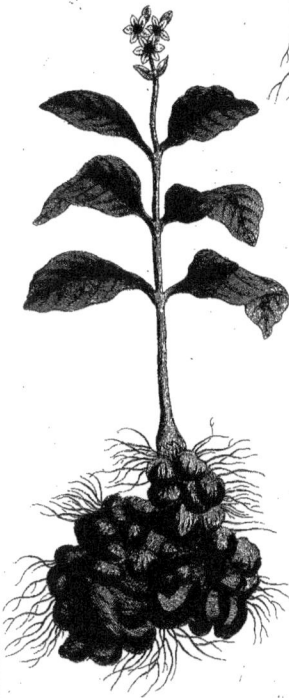

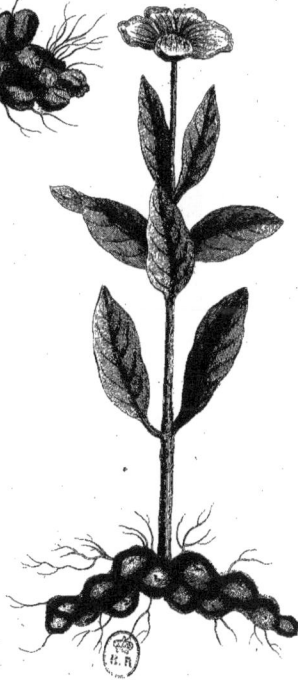

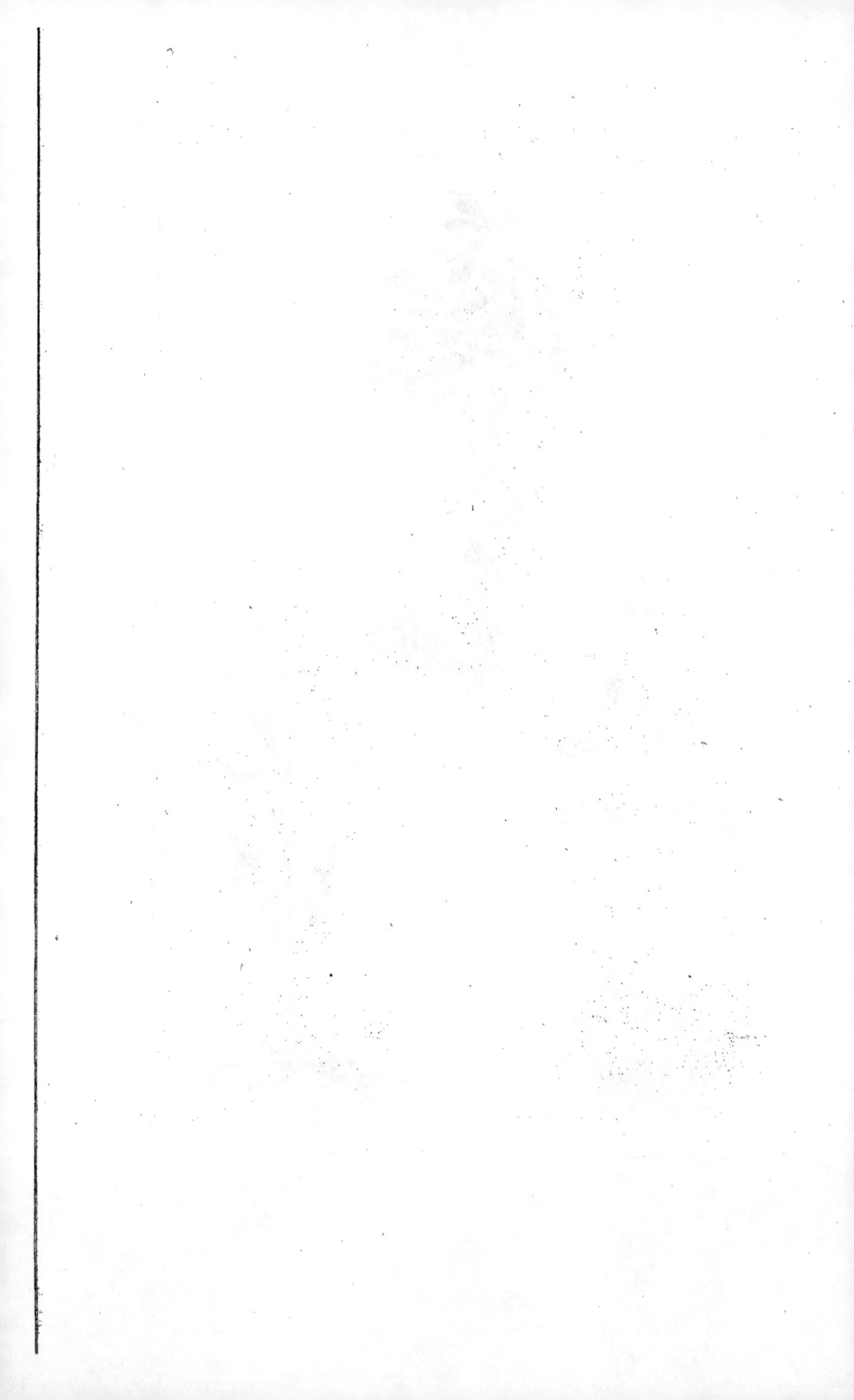

Pl. VI.

Decad. 2.

Fig. 2.

Fig. 2.

Fig. 3.

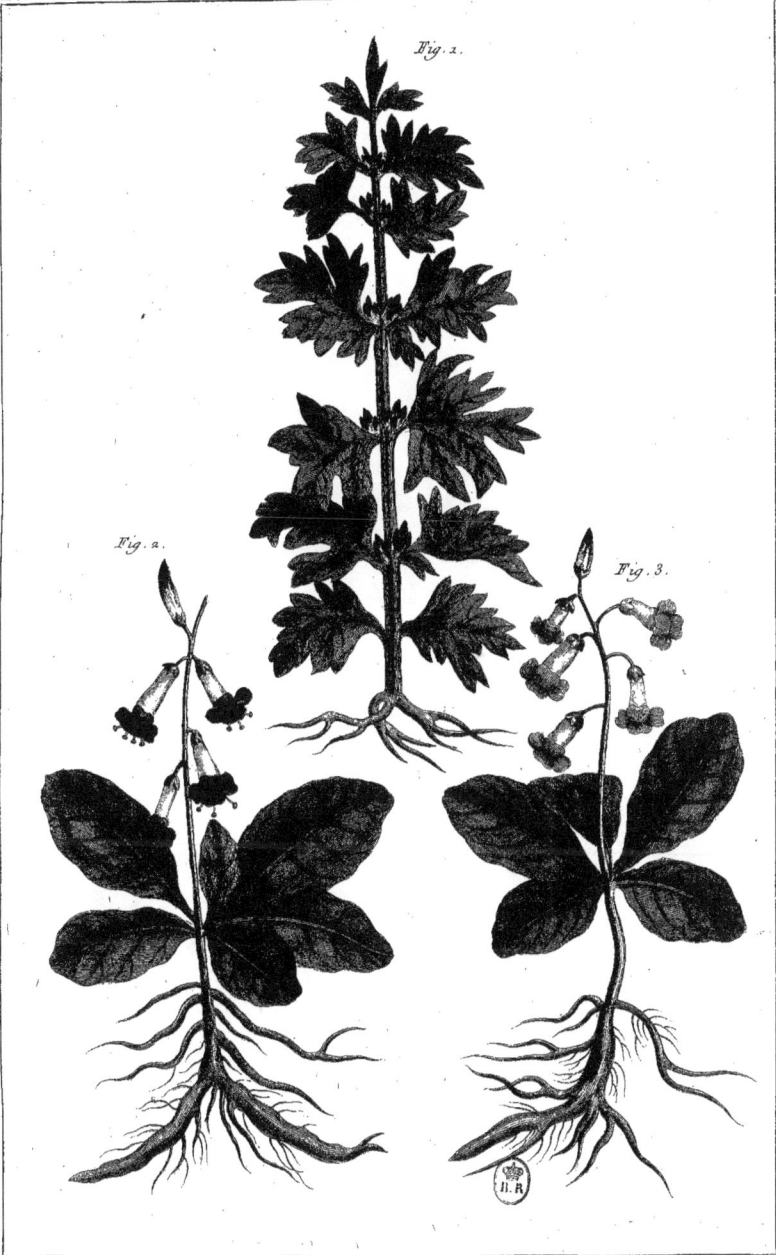

II. R.

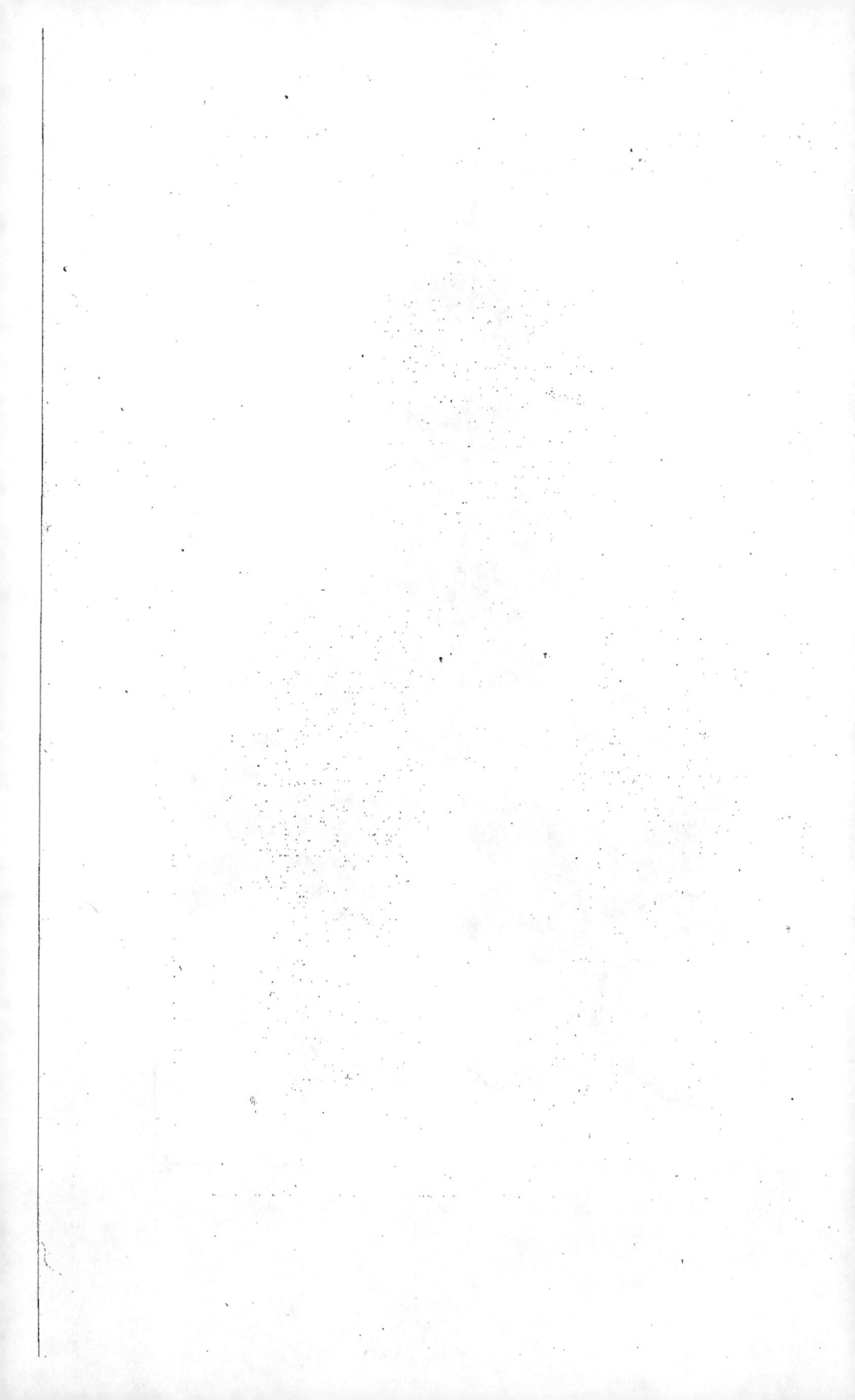

Pl. VII.

Decad. 2.

Fig. 1.

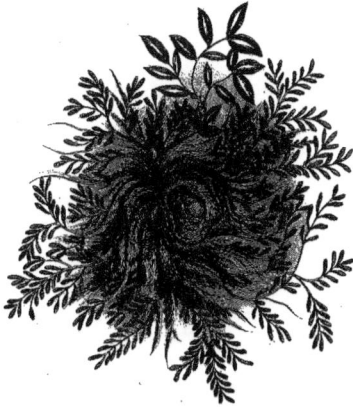

Fig. 2.

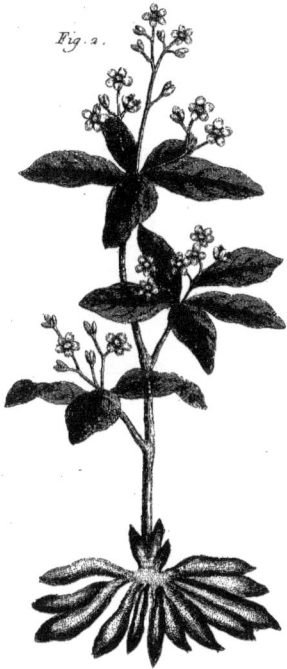

Fig. 3.

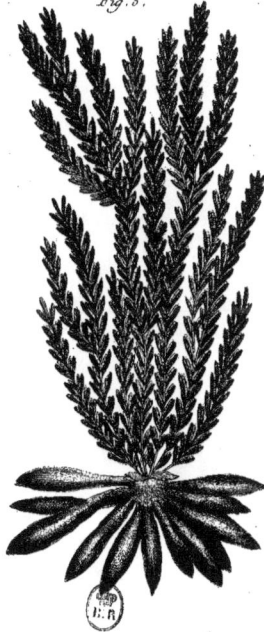

Pené à la Chine.

Fressard. Sculp.

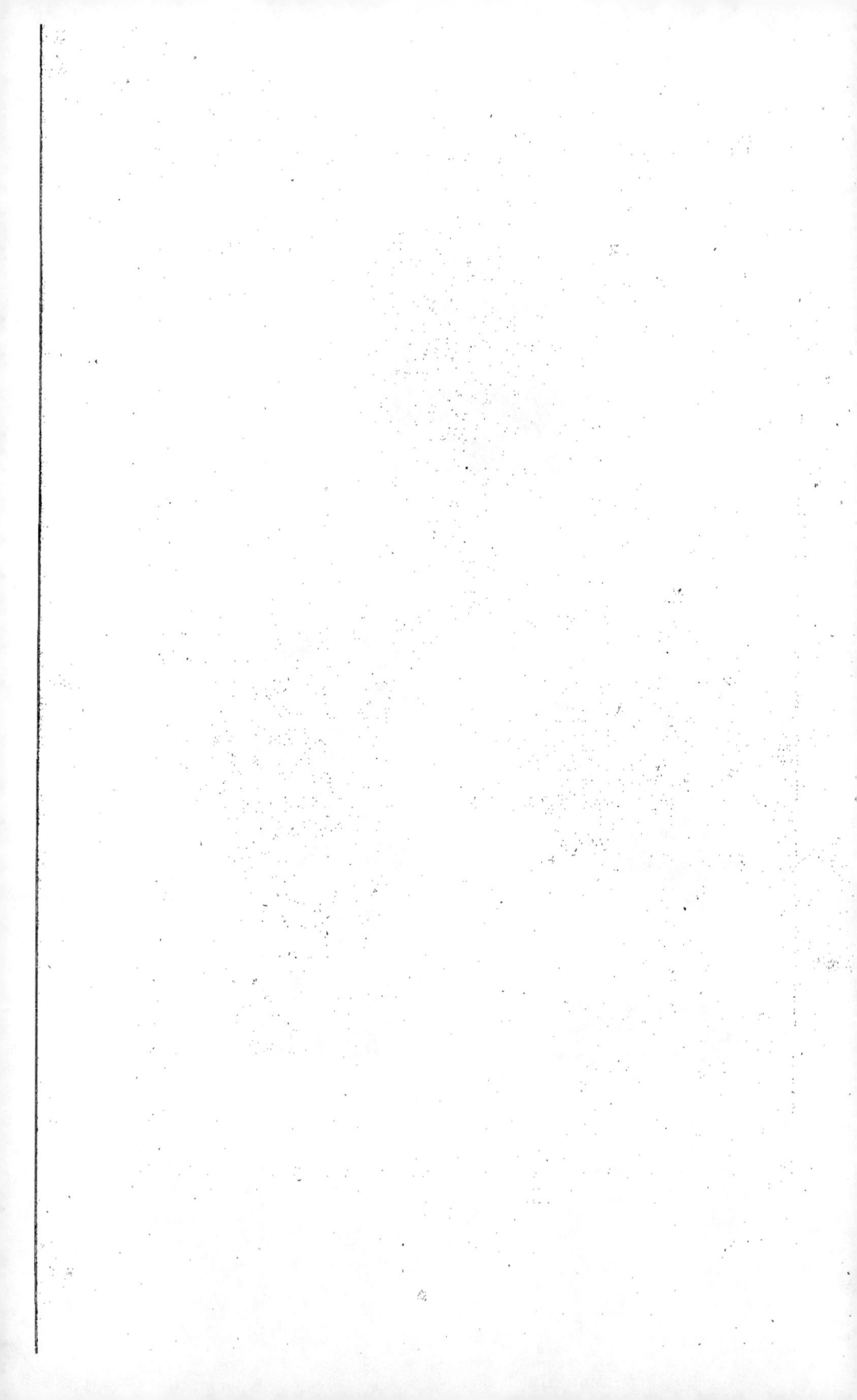

Pl. VIII.   Decad. 2.

Fig. 1.

Fig. 2.

Fig. 3.

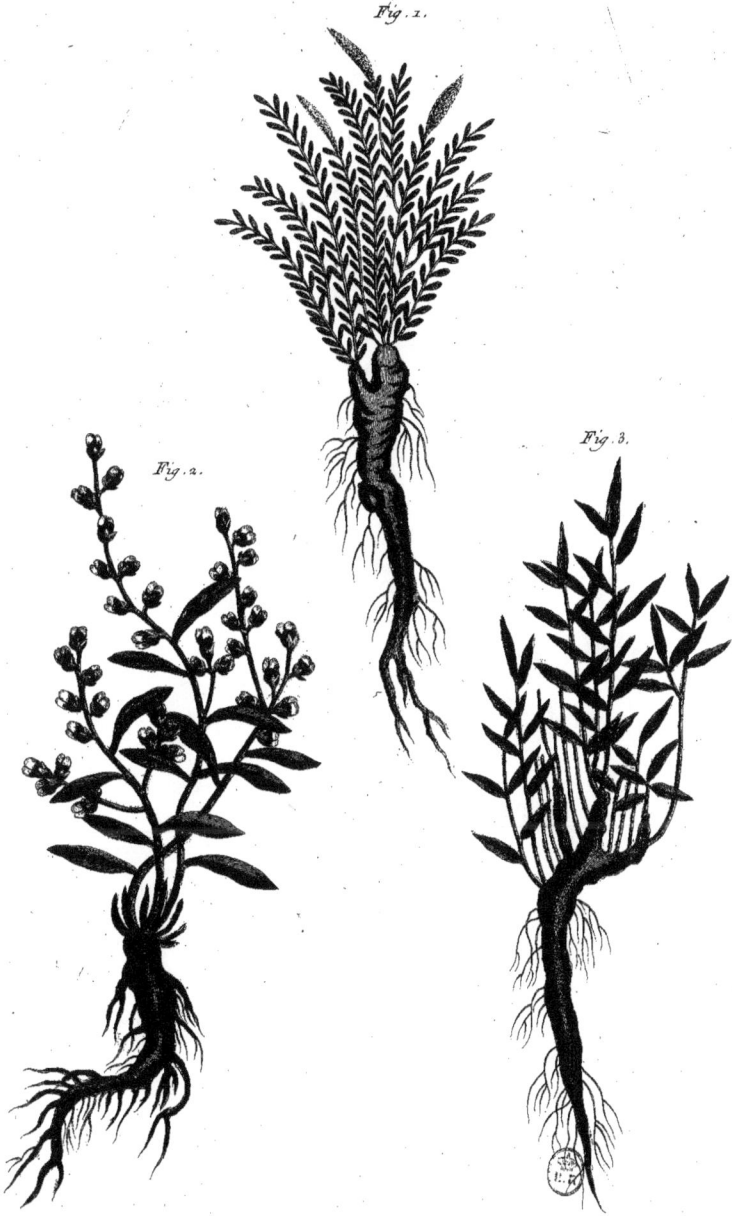

Fig. 1.

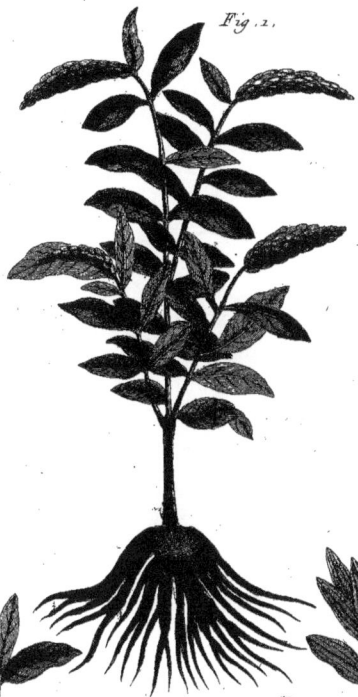

Fig. 3.

Fig. 2.

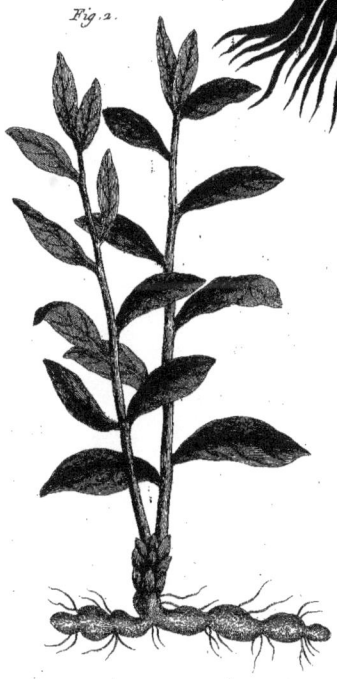

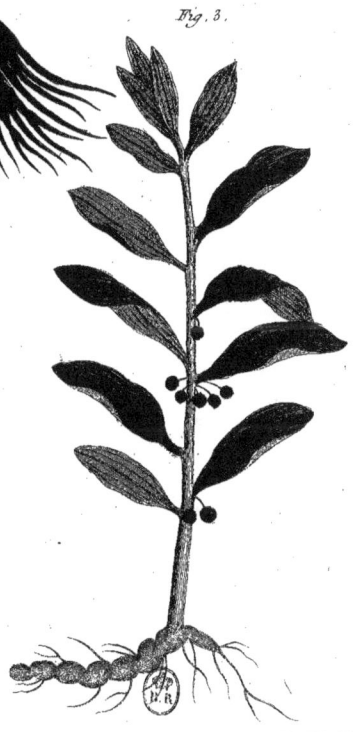

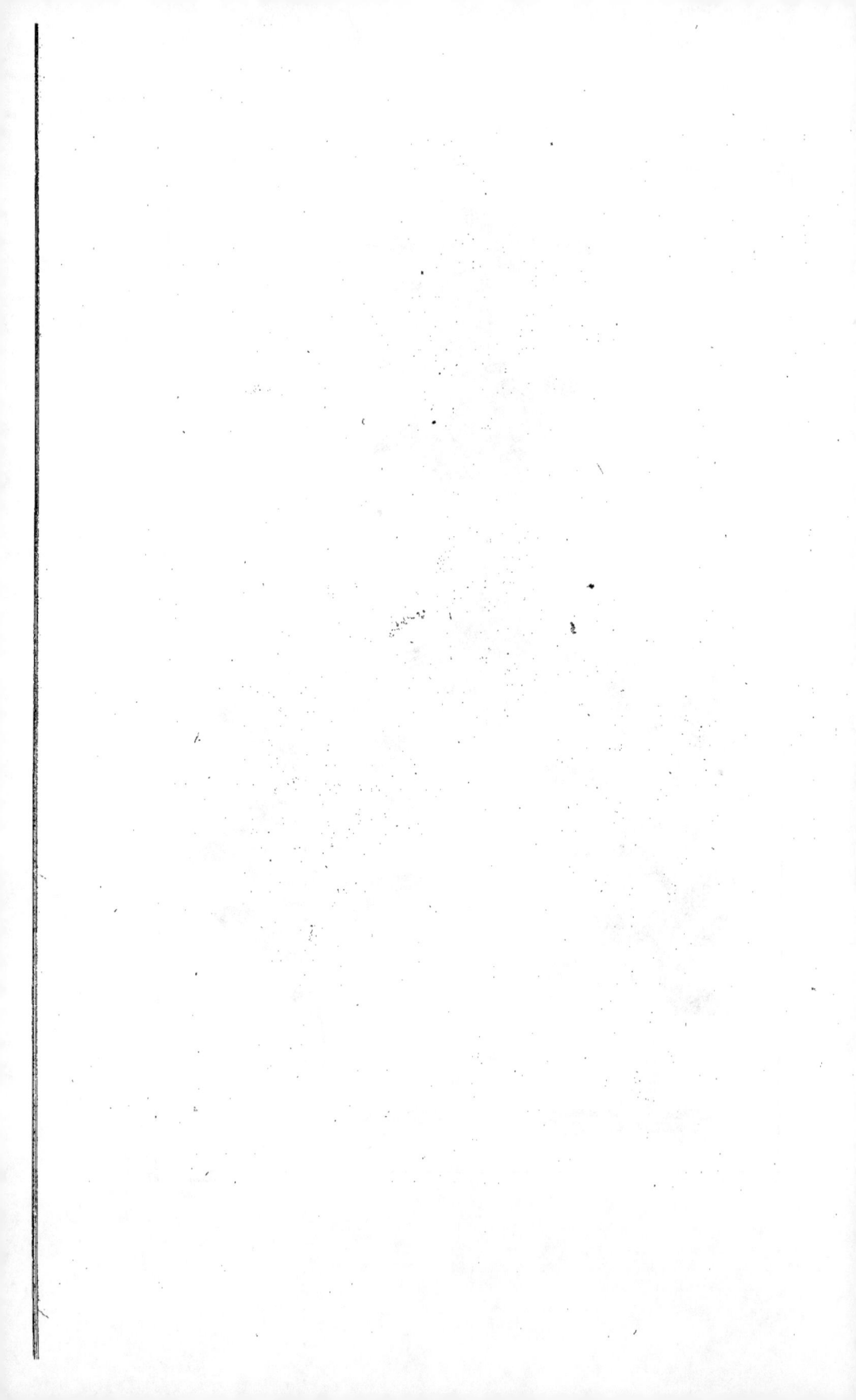

Pl. X.

Decad. 2.

Fig. 1.

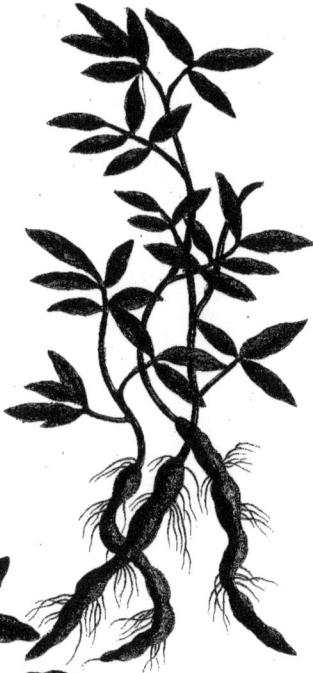

Fig. 2.

Fig. 3.

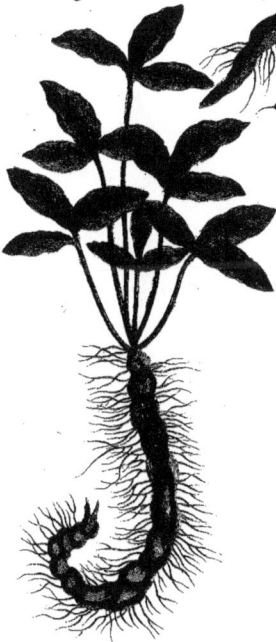

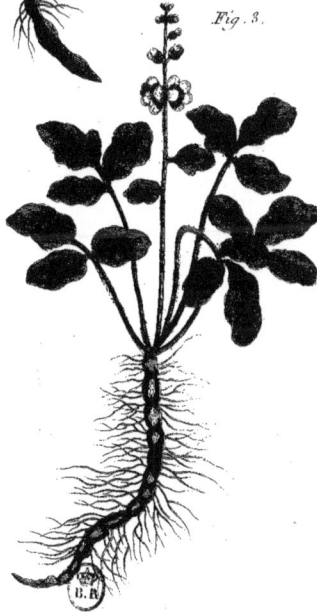

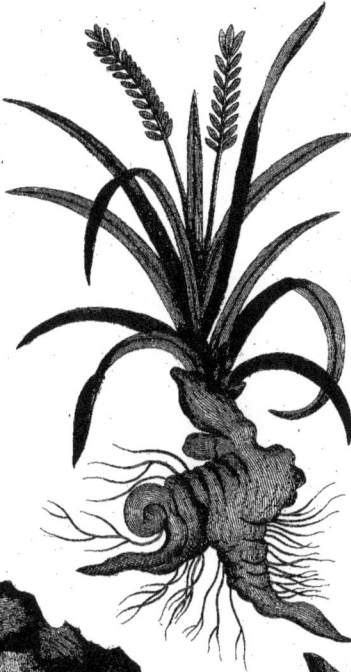

Fig. 1.

Fig. 2.

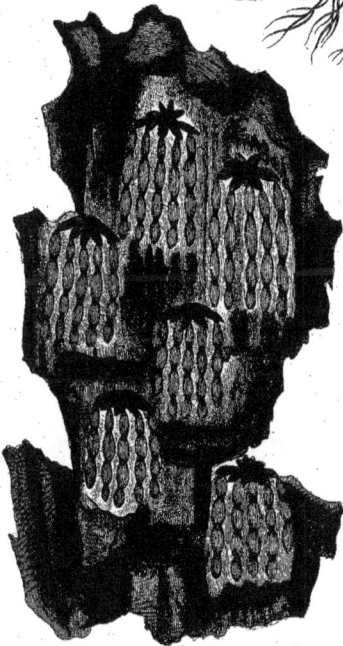

Fig. 3.

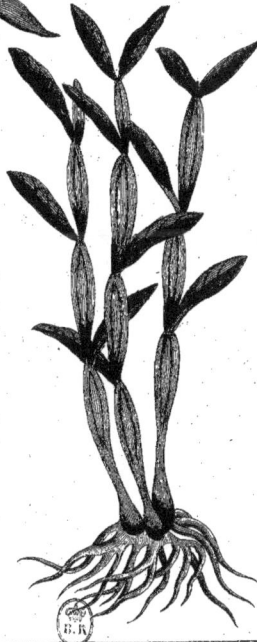

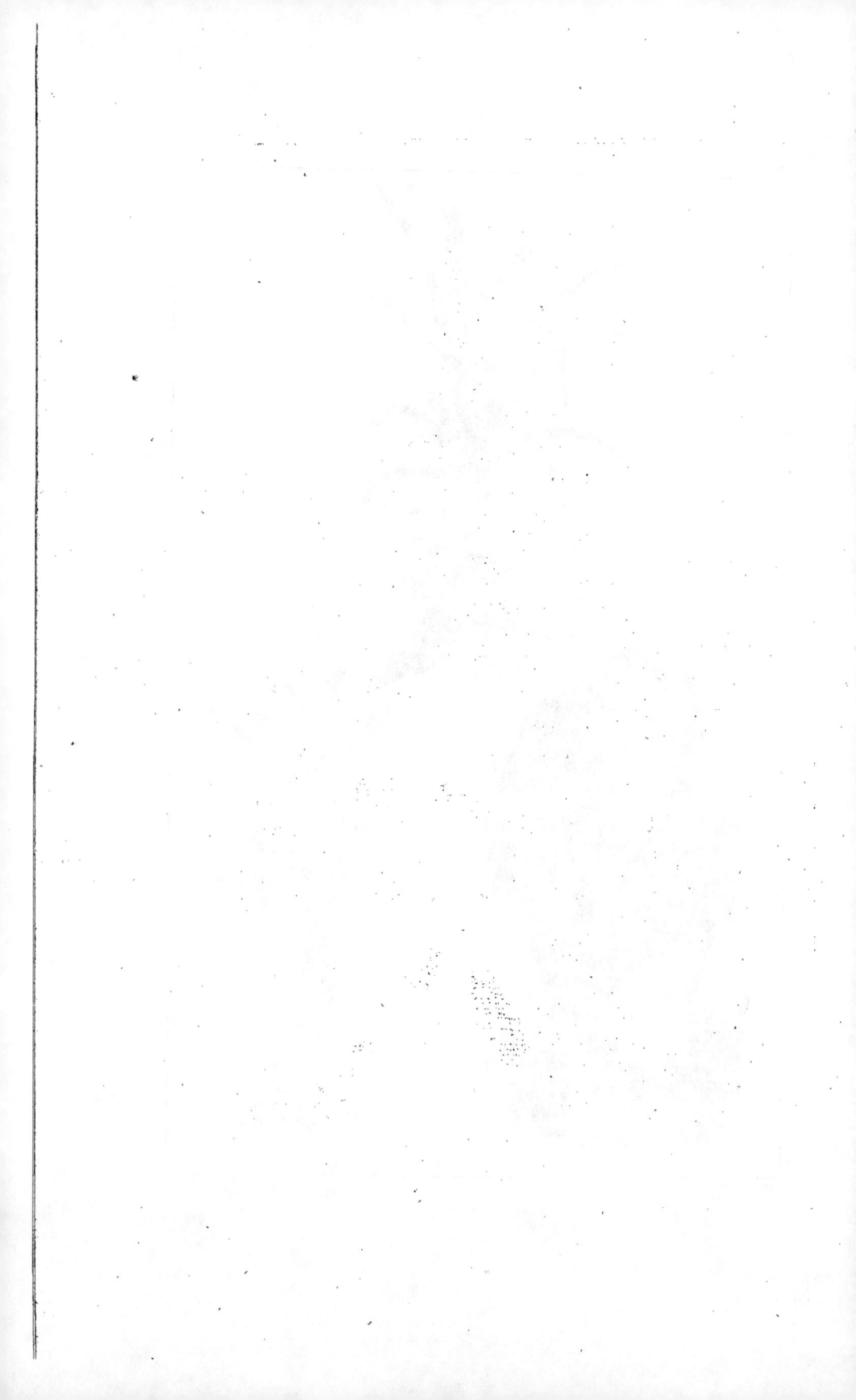

Pl. II.   *Decad. 5.*

Fig. 1.

Fig. 2.

Fig. 3.

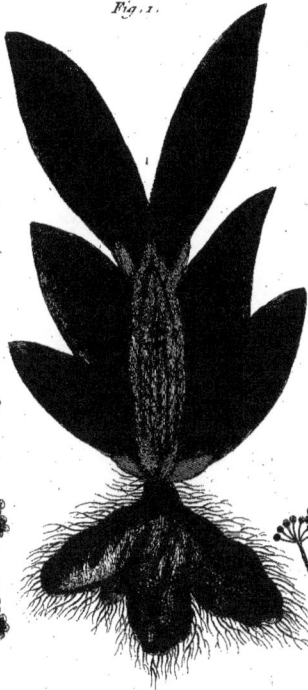

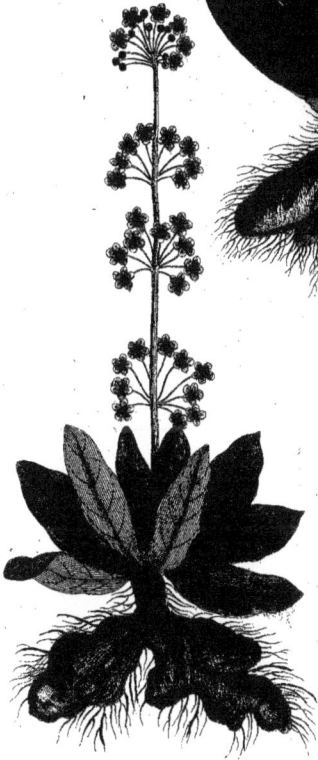

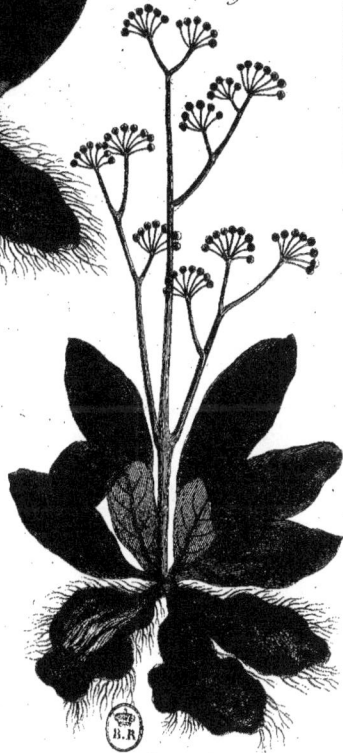

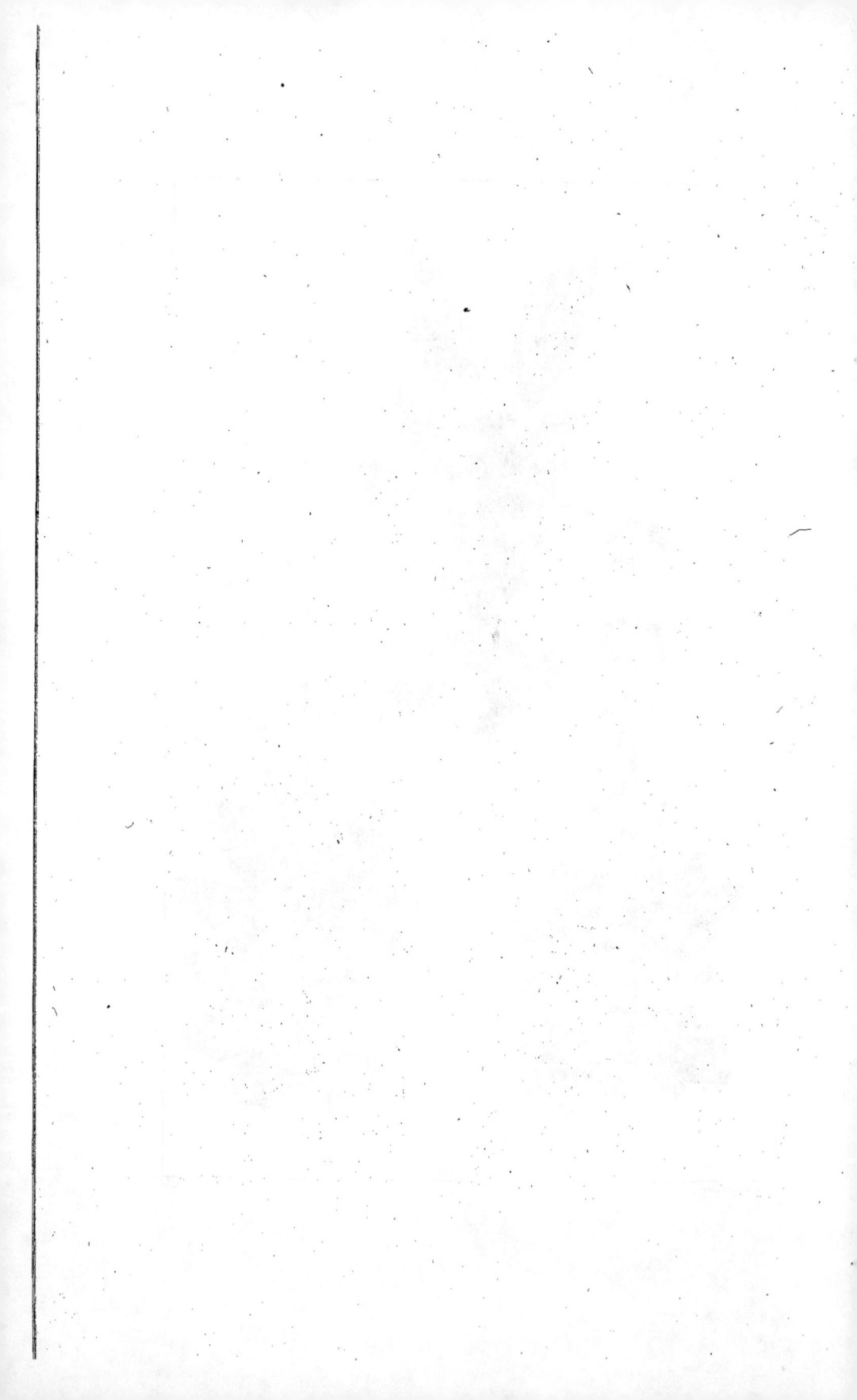

Fig. 1.

Fig. 2.

Fig. 3.

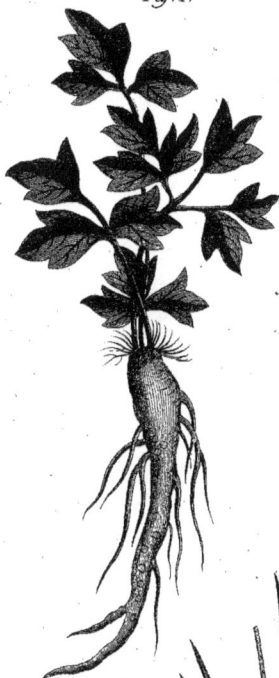

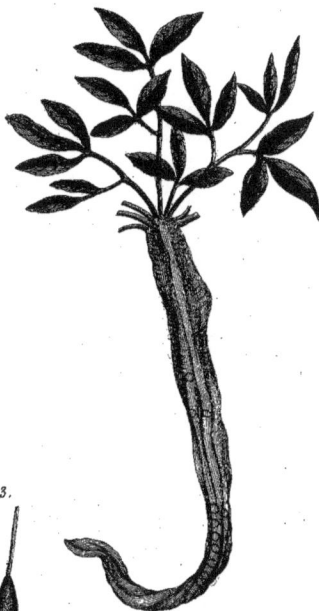

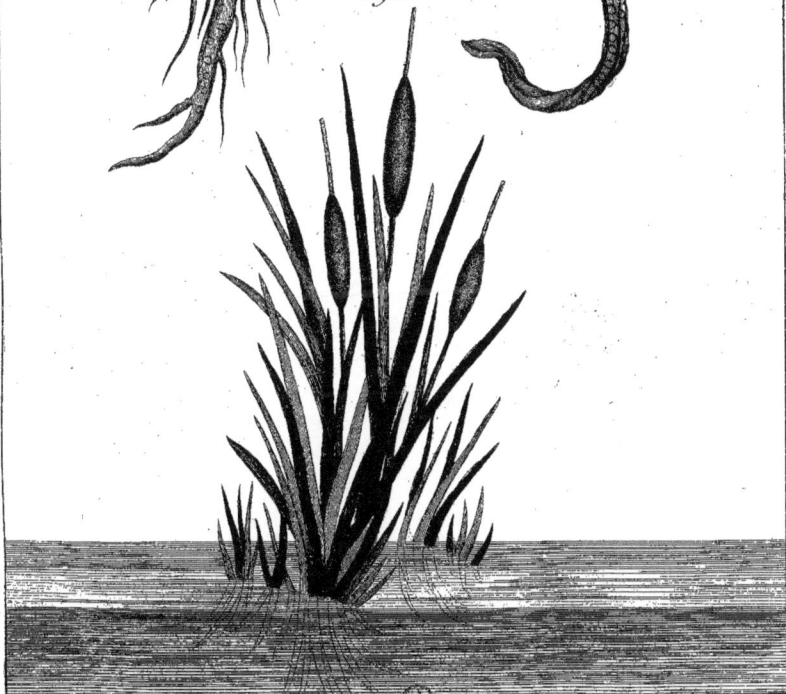

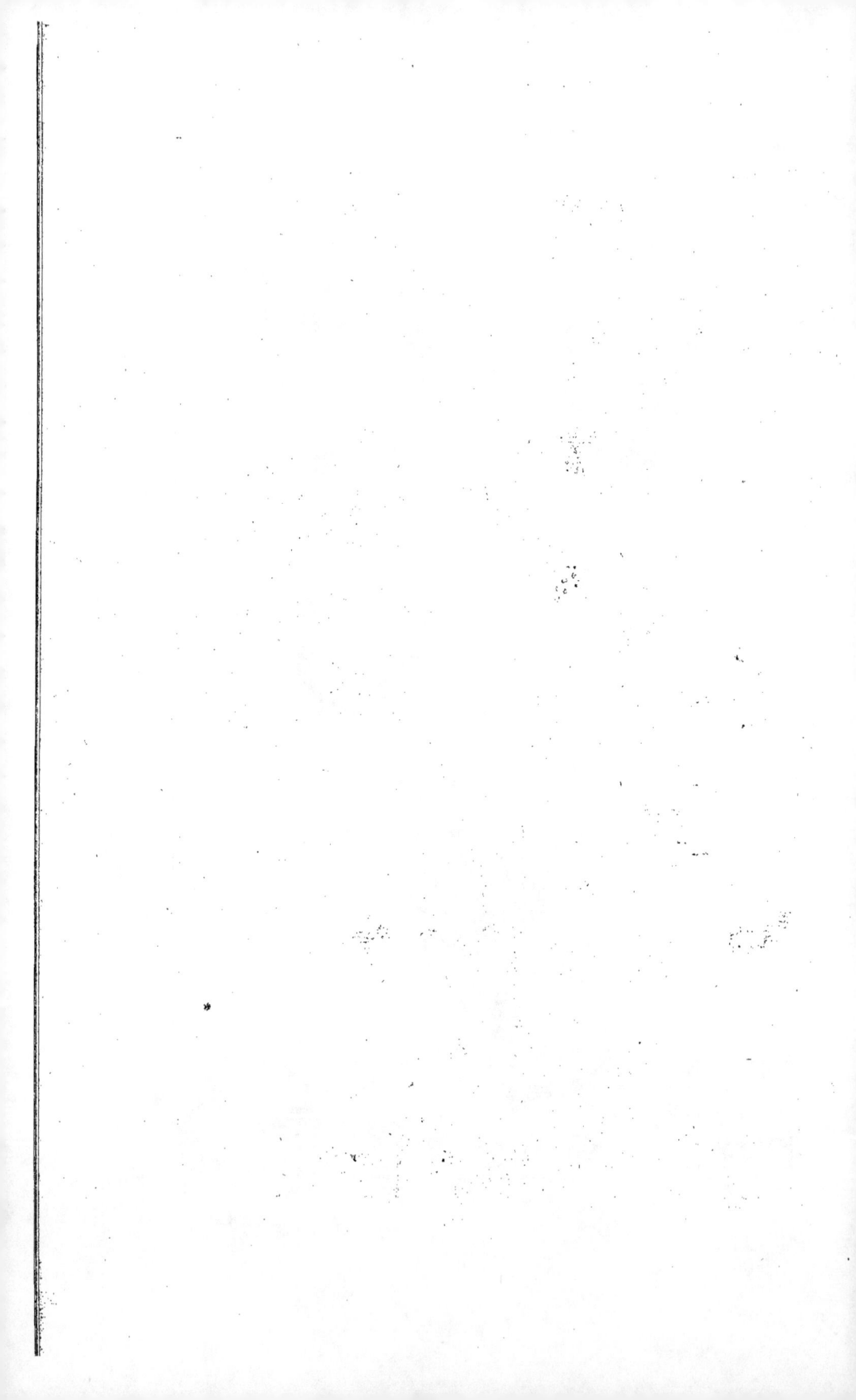

Pl. IV.   *Decad. 6.*

Fig. 1.

Fig. 2.

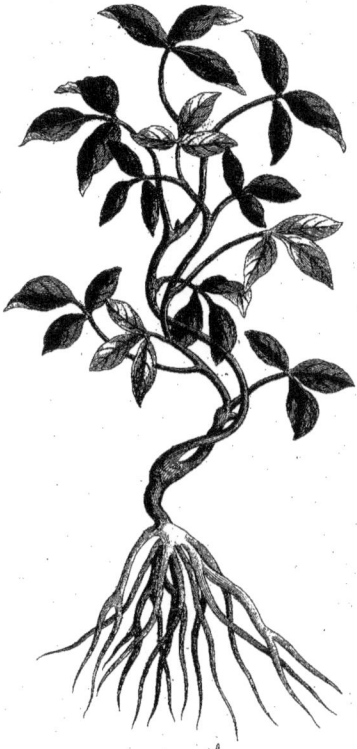

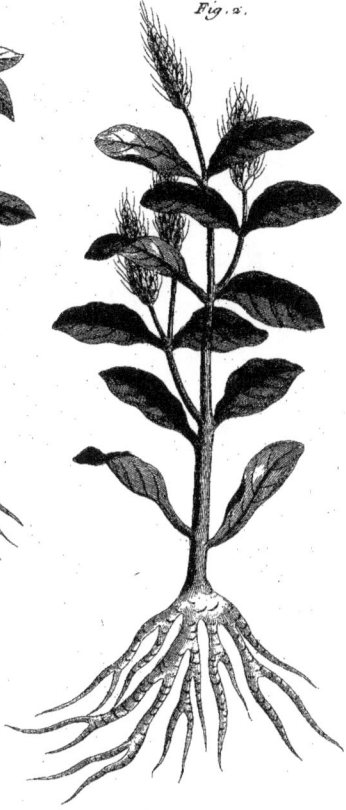

Fig. 3.

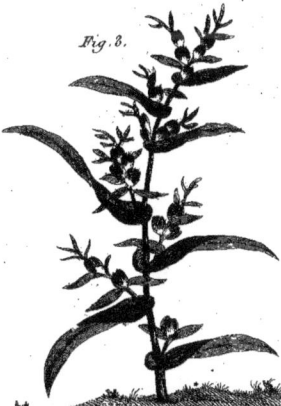

Fig. 1.

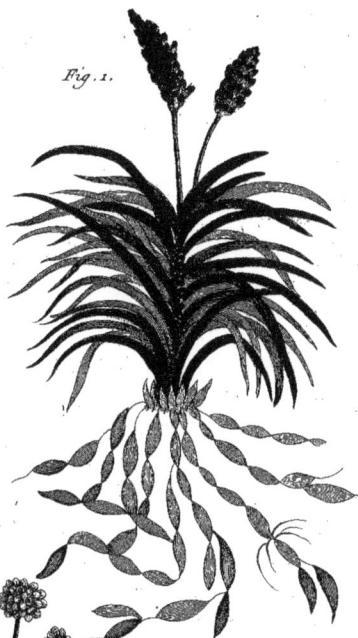

Fig. 2.

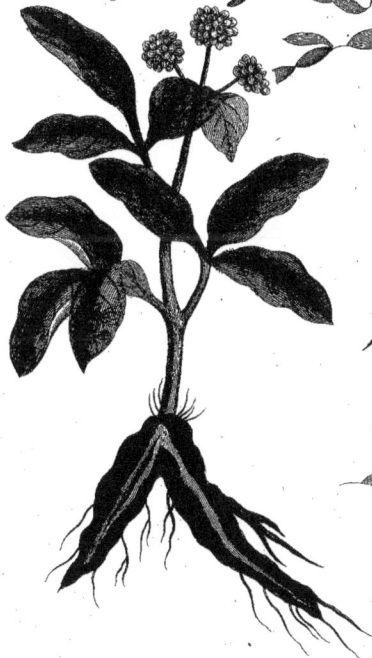

Fig. 3.

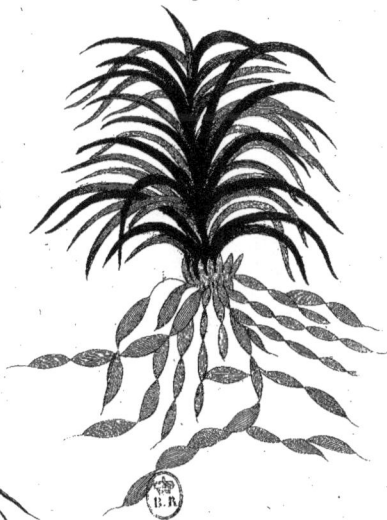

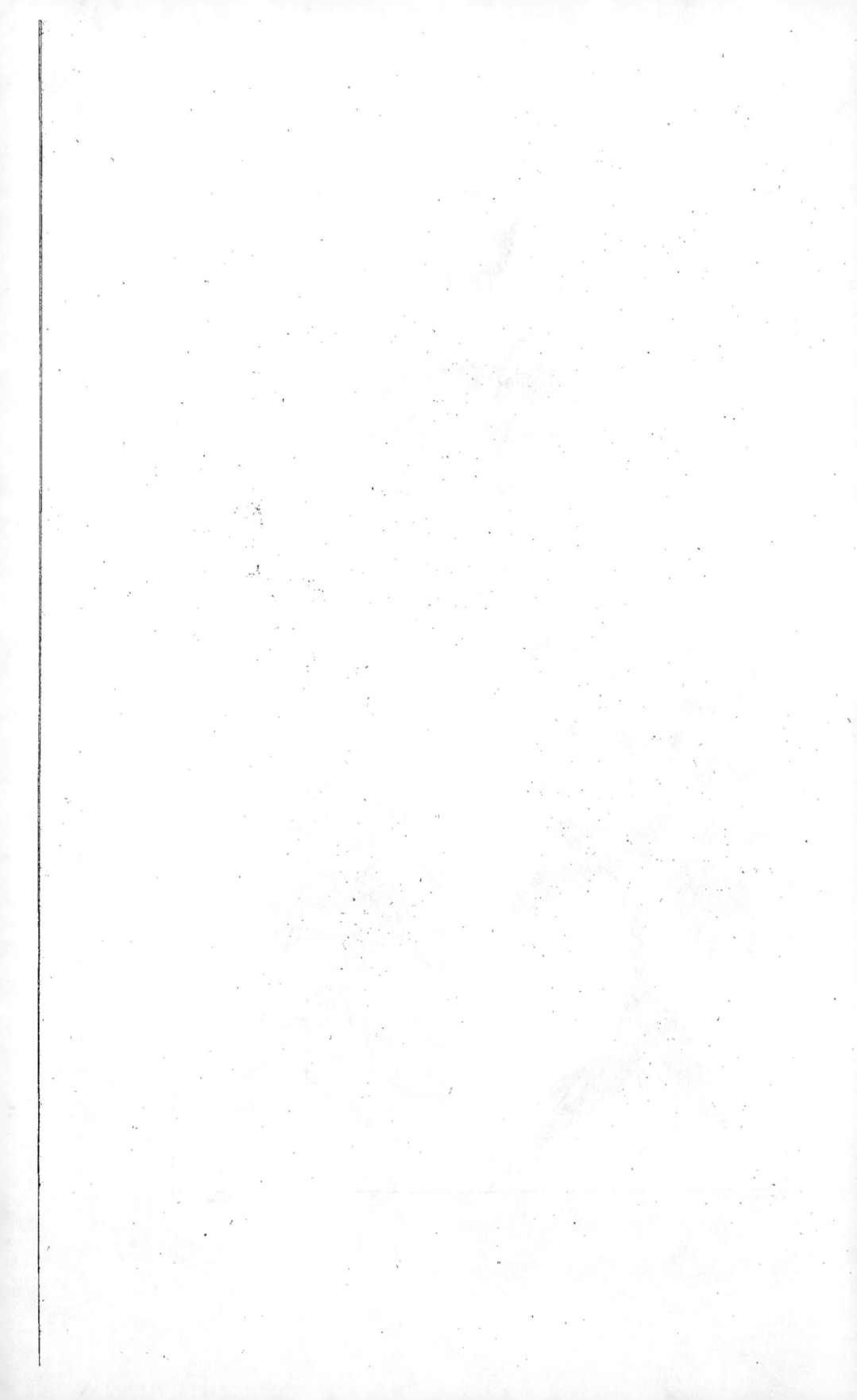

Pl. VI.

Decad. 5.

Fig. 1.

Fig. 2.

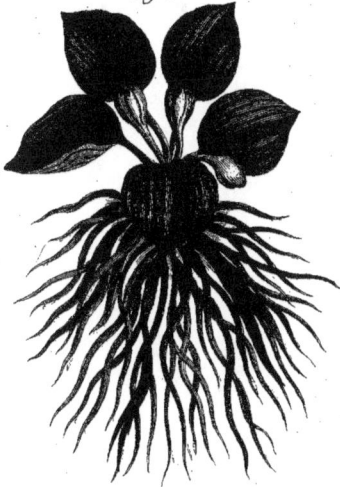

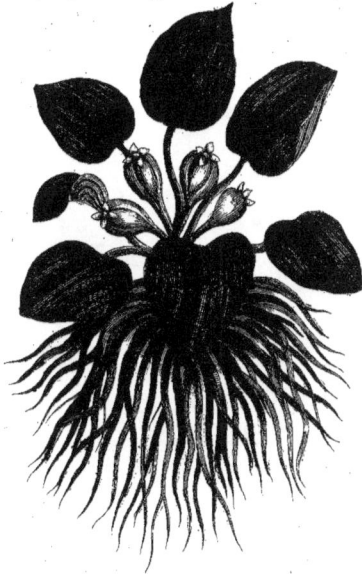

Fig. 3.

Fig. 4.

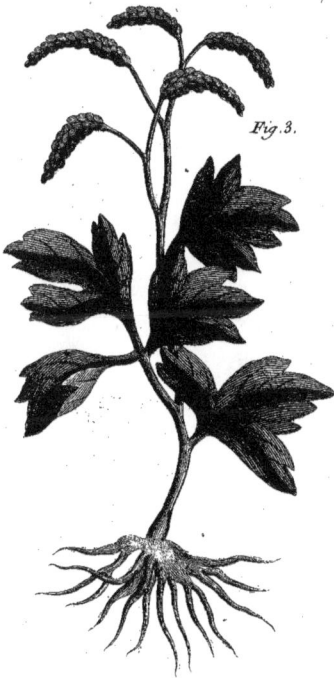

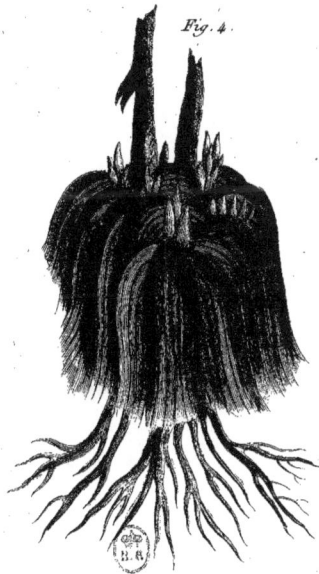

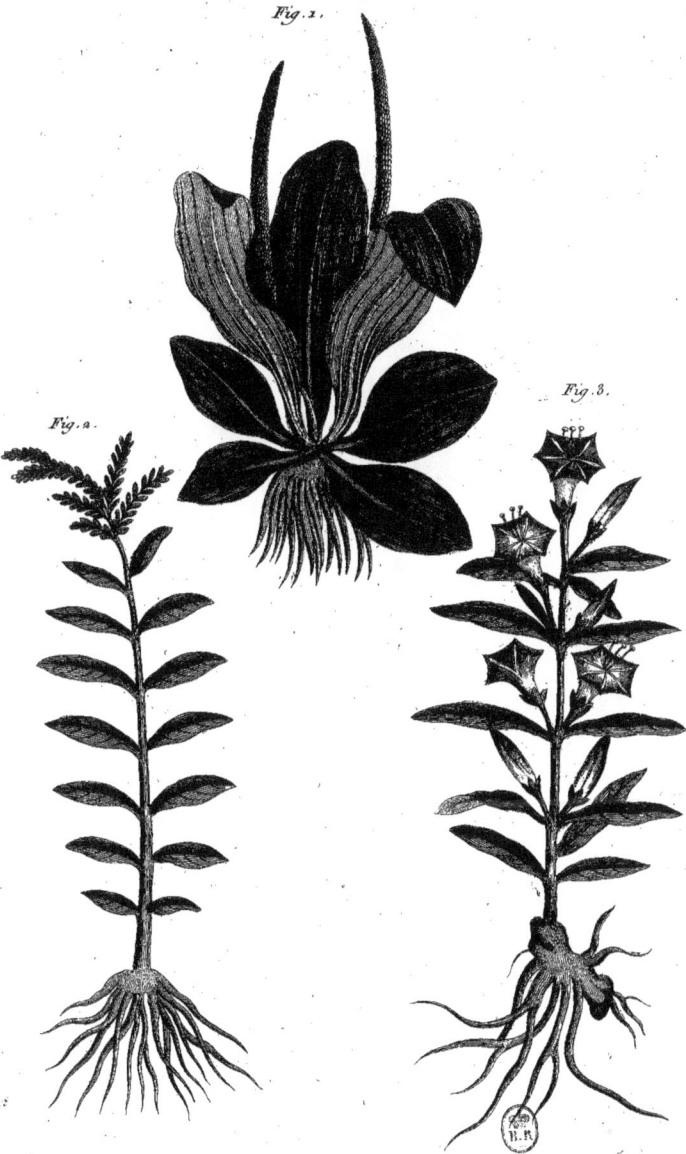

Fig. 1.

Fig. 2.

Fig. 3.

Peint à la Chine.   Fessard. Sculp.

Pl. VIII. *Decad. 5.*

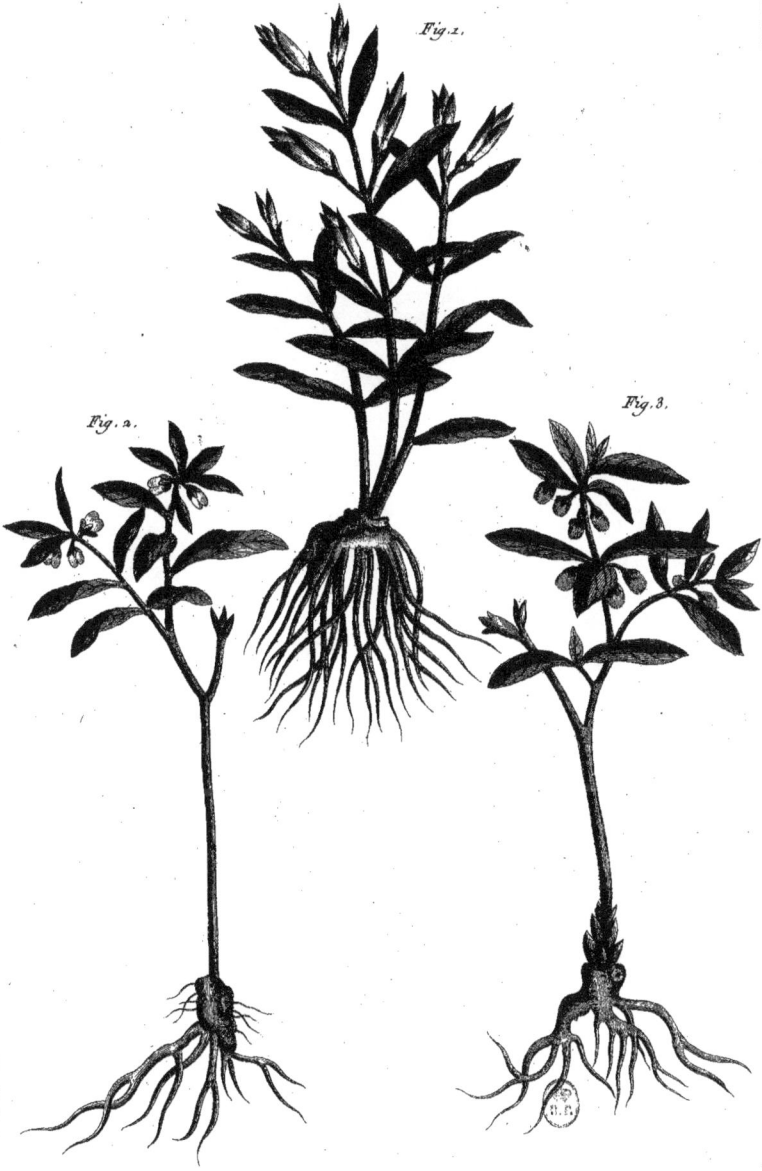

Fig. 1.

Fig. 2.

Fig. 3.

Peint à la Chine. *Fessard, Sculp.*

Pl. IX.

Decad. 5.

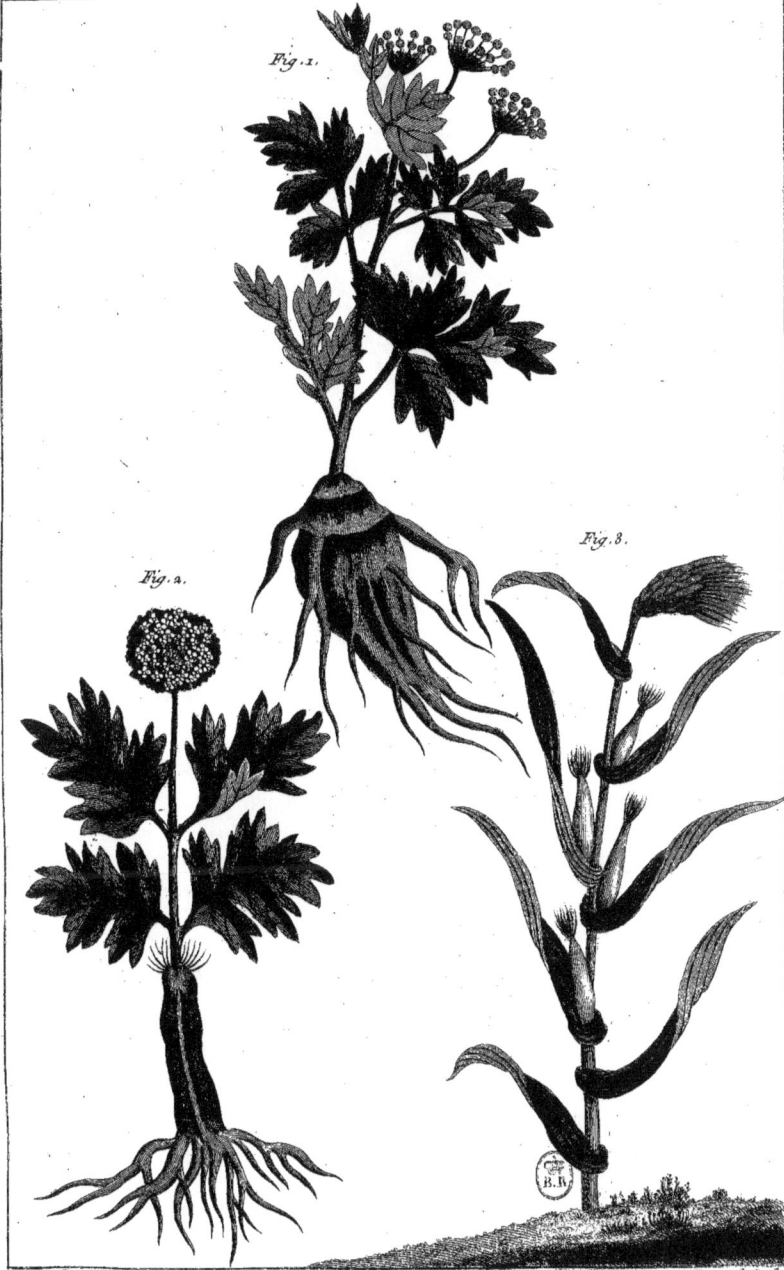

Fig. 1.

Fig. 2.

Fig. 3.

Fig. 3.

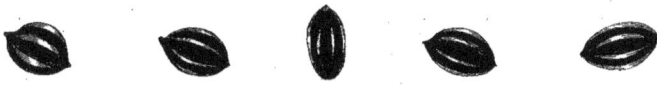

Fig. 1.   *Fig. 2.*

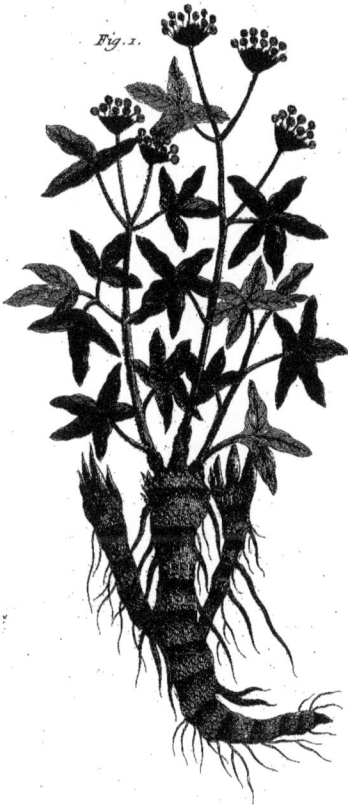
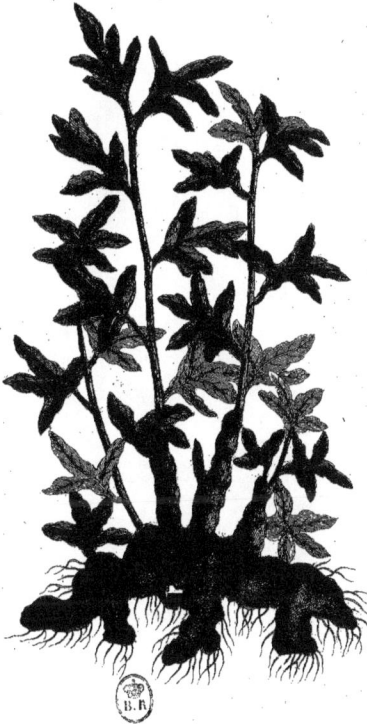

Pl. I.

Docad. 8.

Fig. 1.

Fig. 2.

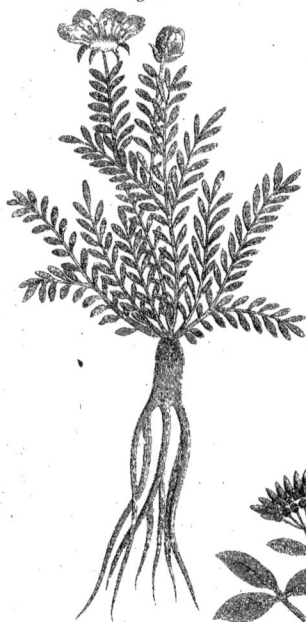

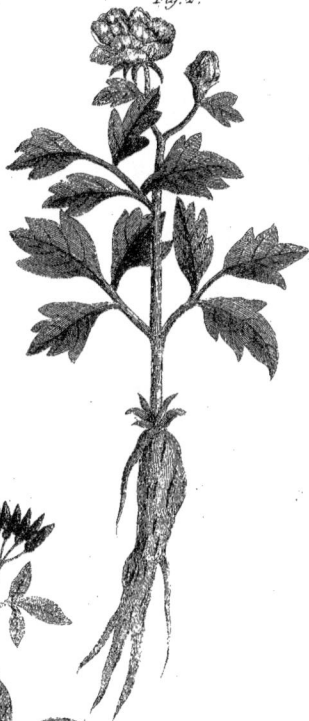

Fig. 3.

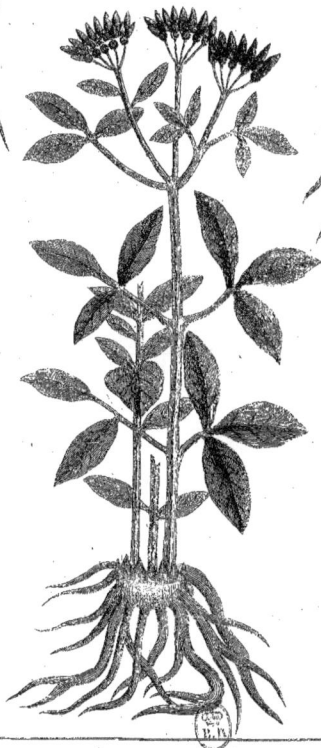

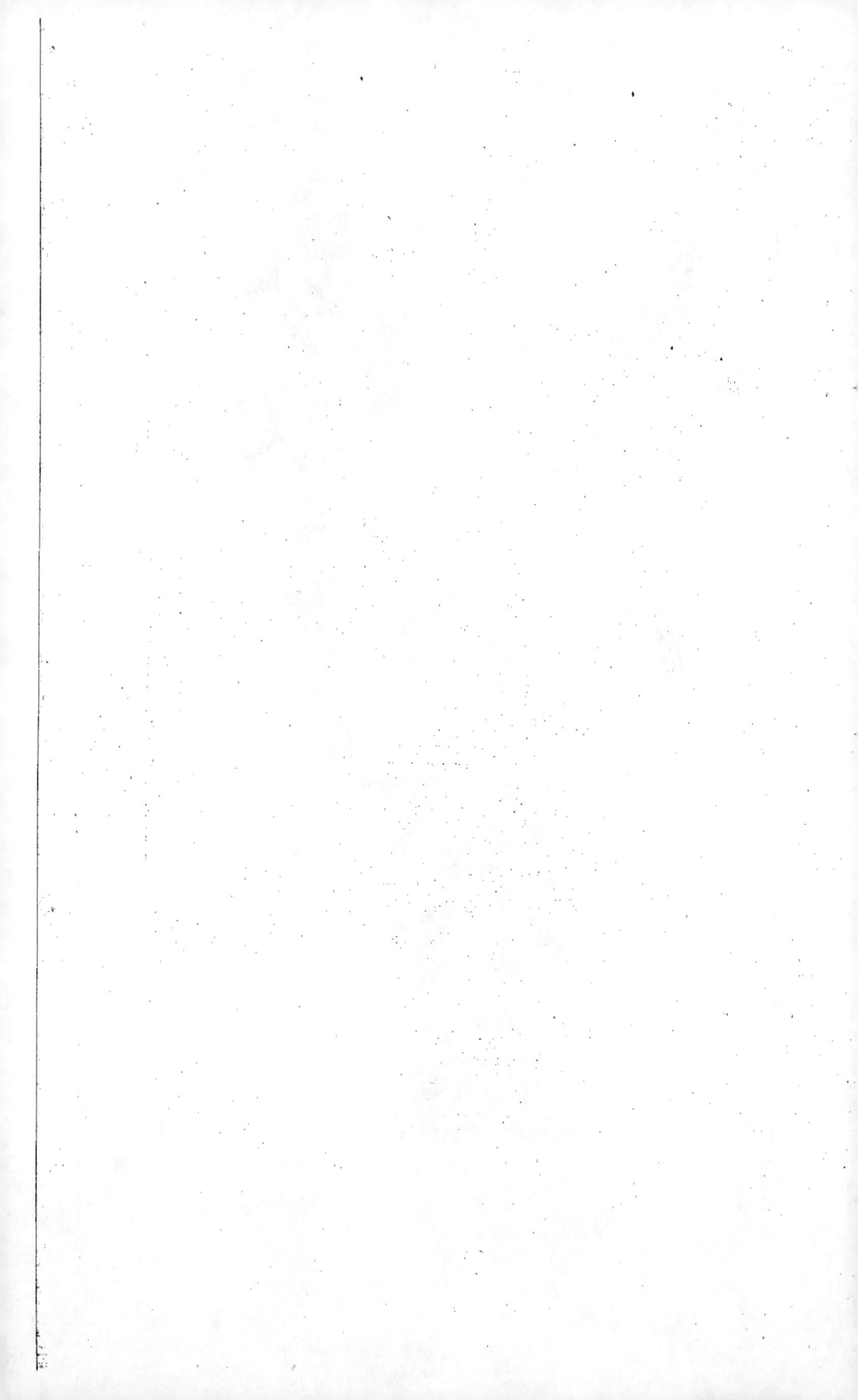

Fig. 1.

Fig. 2.

Fig. 3.

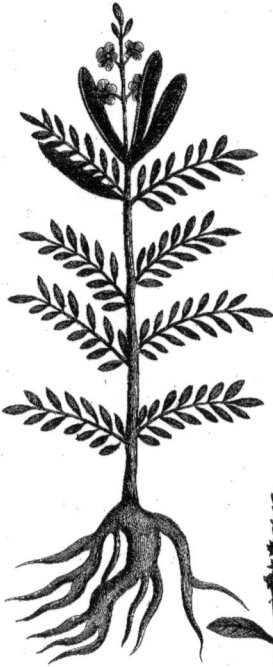

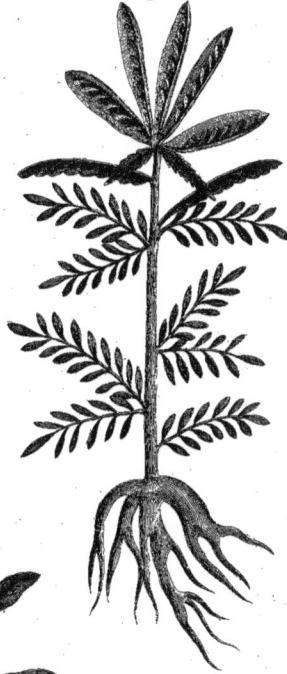

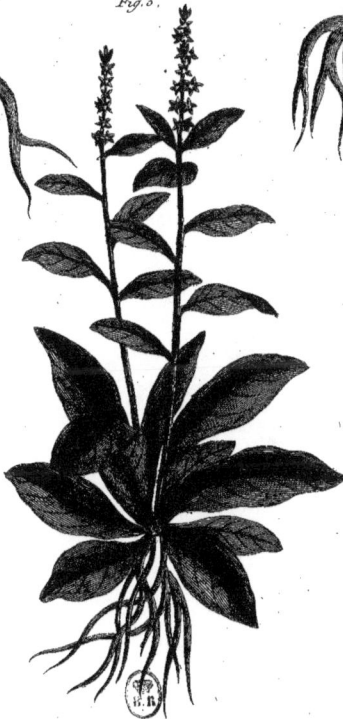

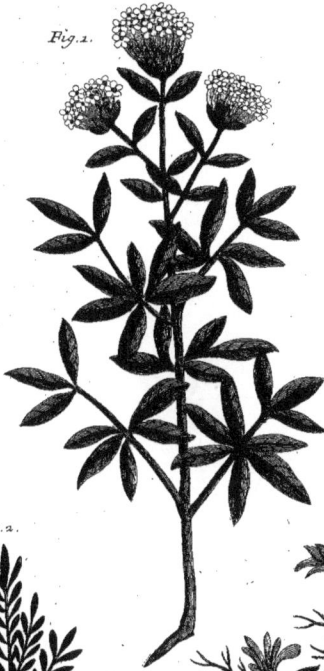

Fig. 1.

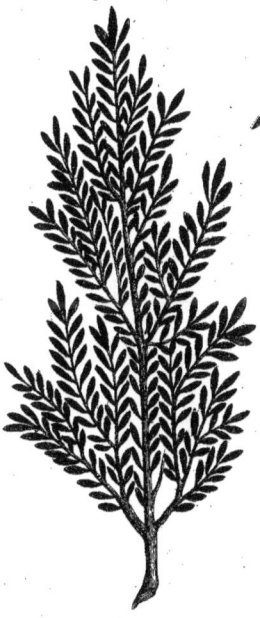

Fig. 2.

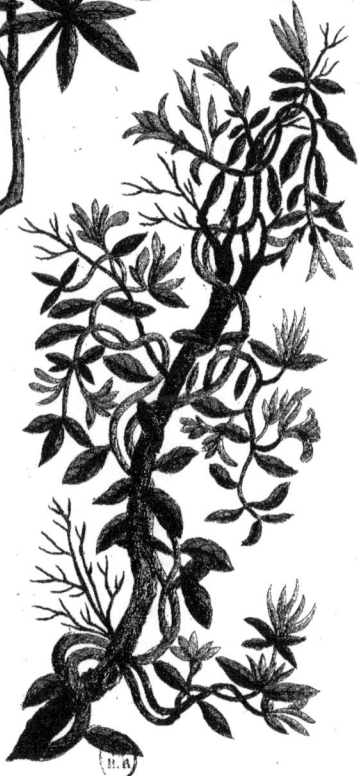

Fig. 3.

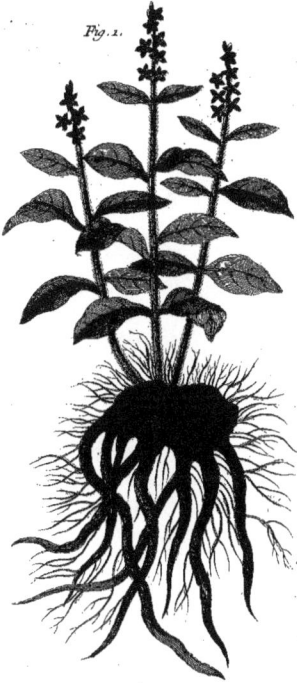

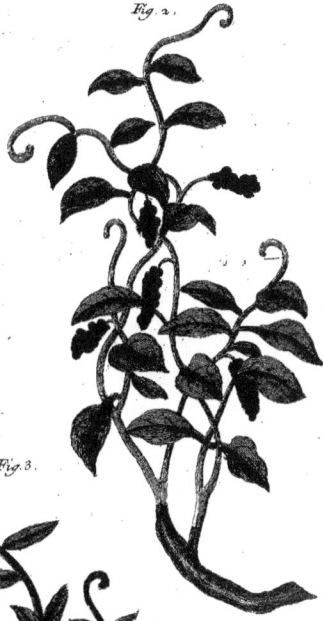

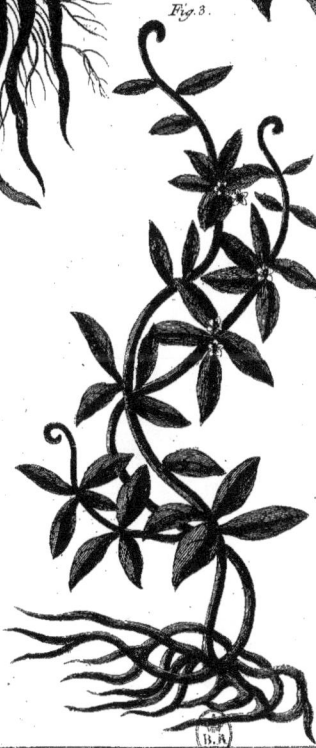

Pl. IV.

Fig. 1.

Fig. 2.

Fig. 3.

B. A

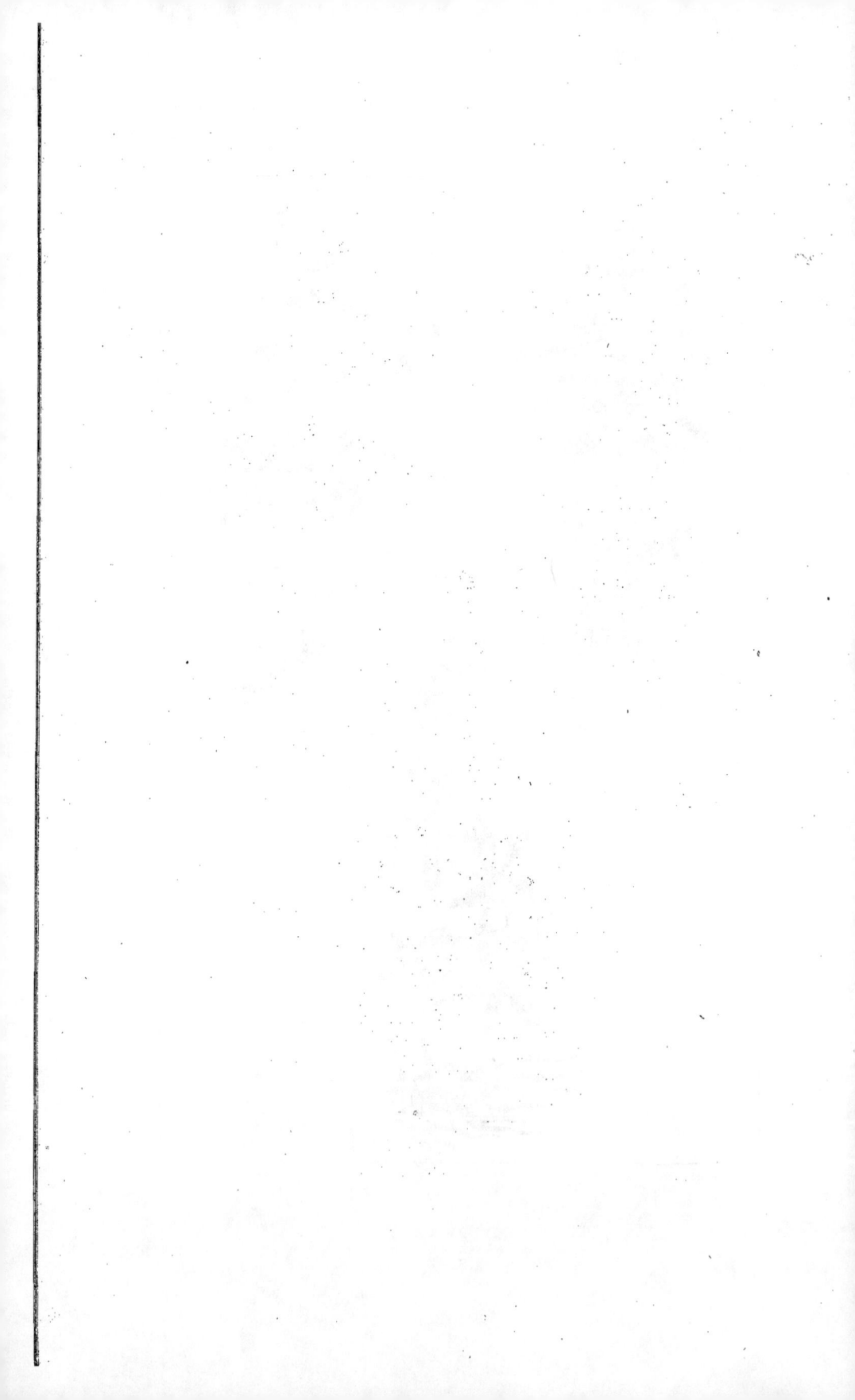

Fig. 1.

Fig. 2.

Fig. 3.

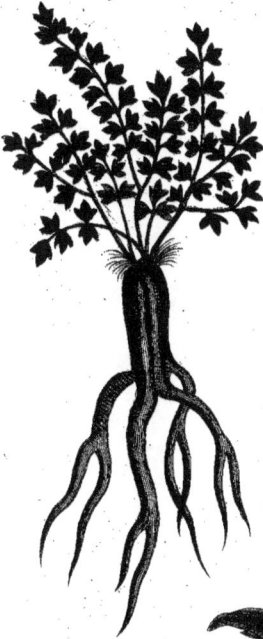

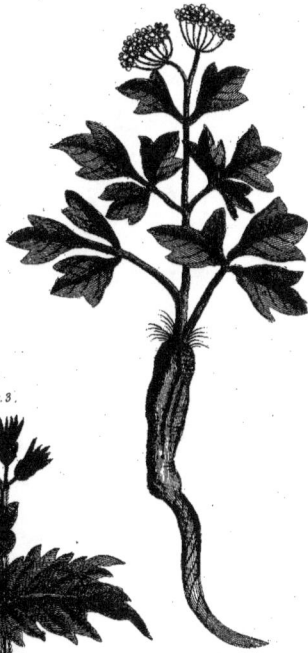

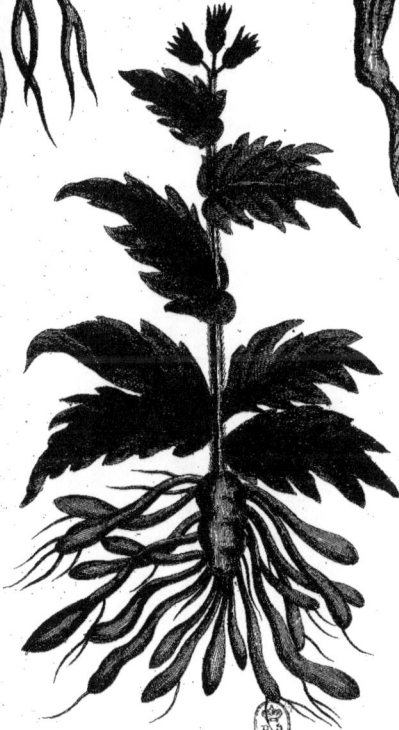

Pl. VI.

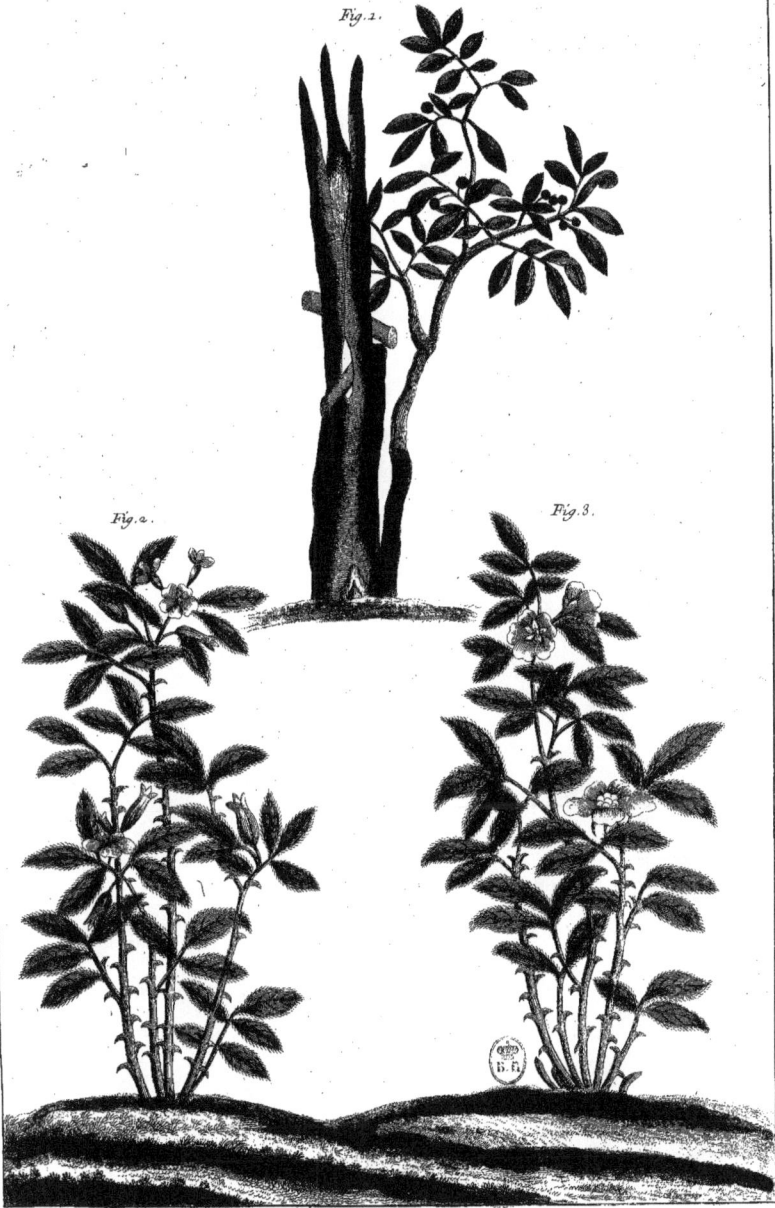

Fig. 1.

Fig. 2.

Fig. 3.

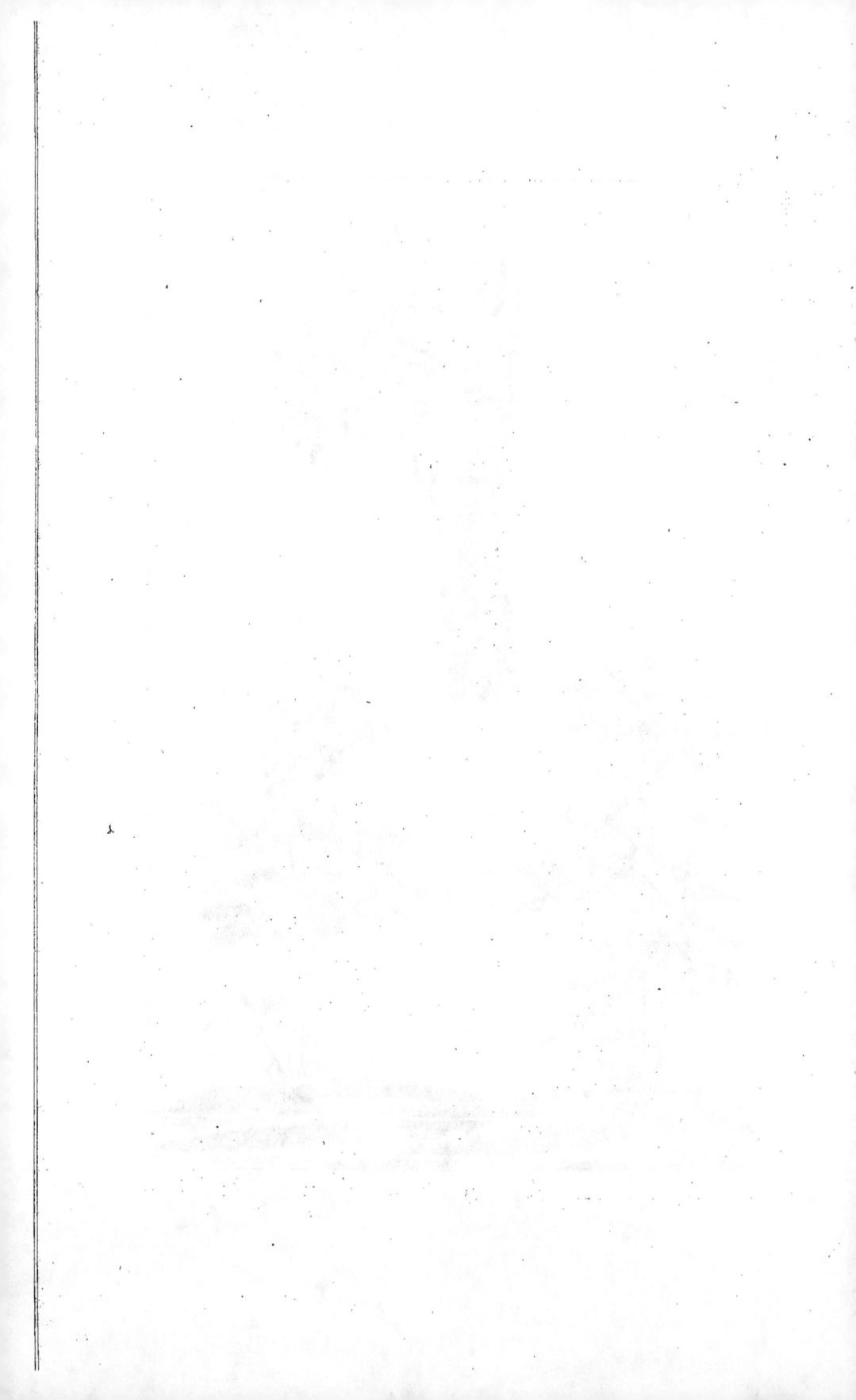

Fig. 1.

Fig. 2.

Fig. 3.

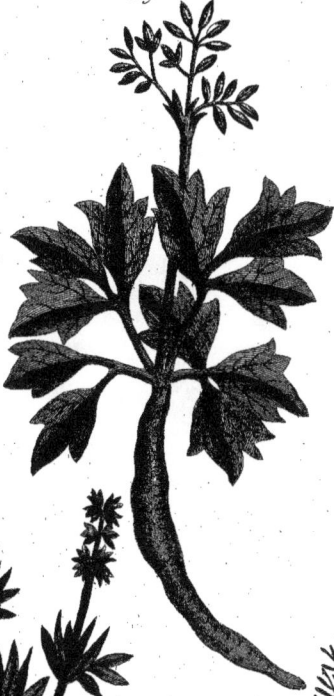

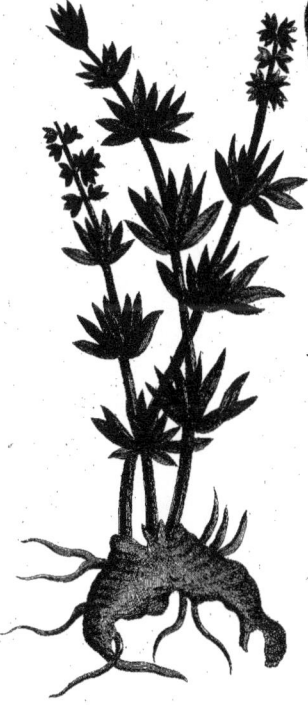

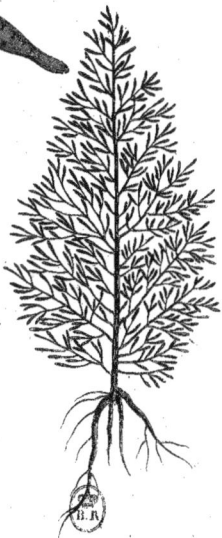

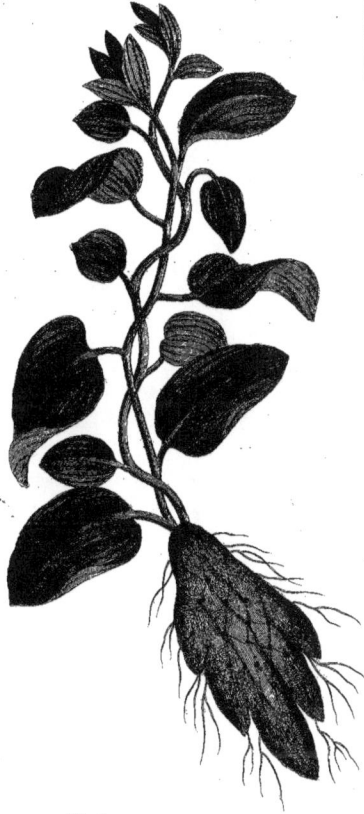

Fig. 2.

Fig. 1.

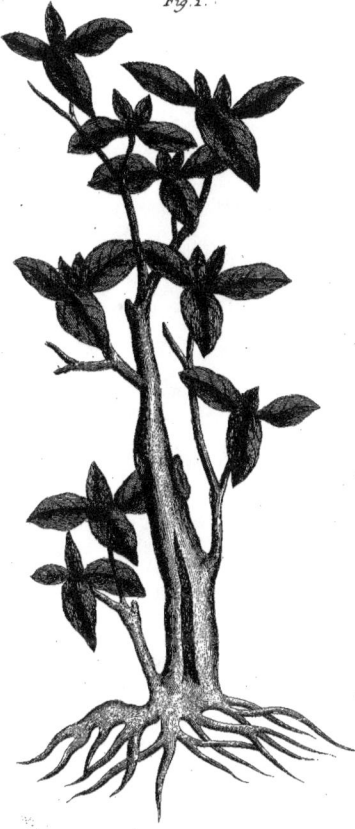

Fig. 3.

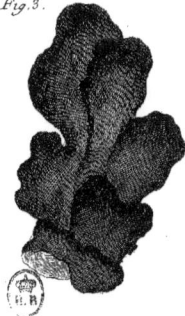

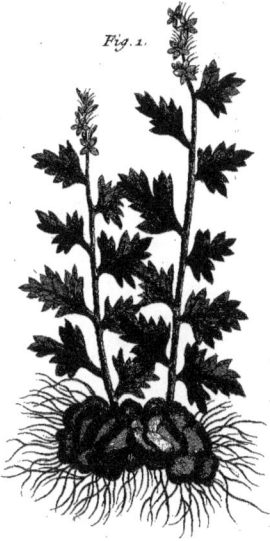

Fig.1.

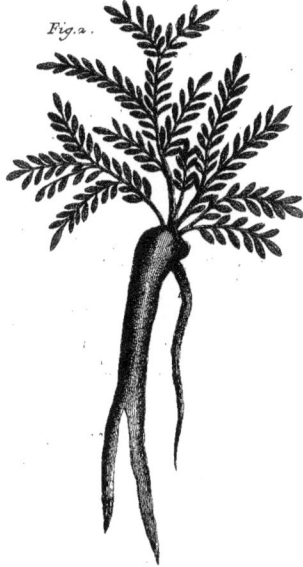

Fig.2.

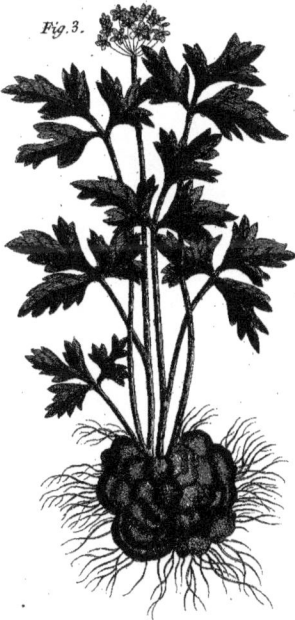

Fig.3.

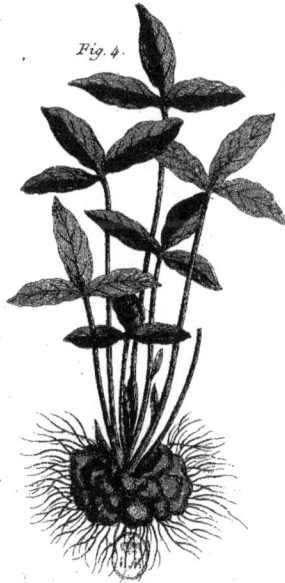

Fig.4.

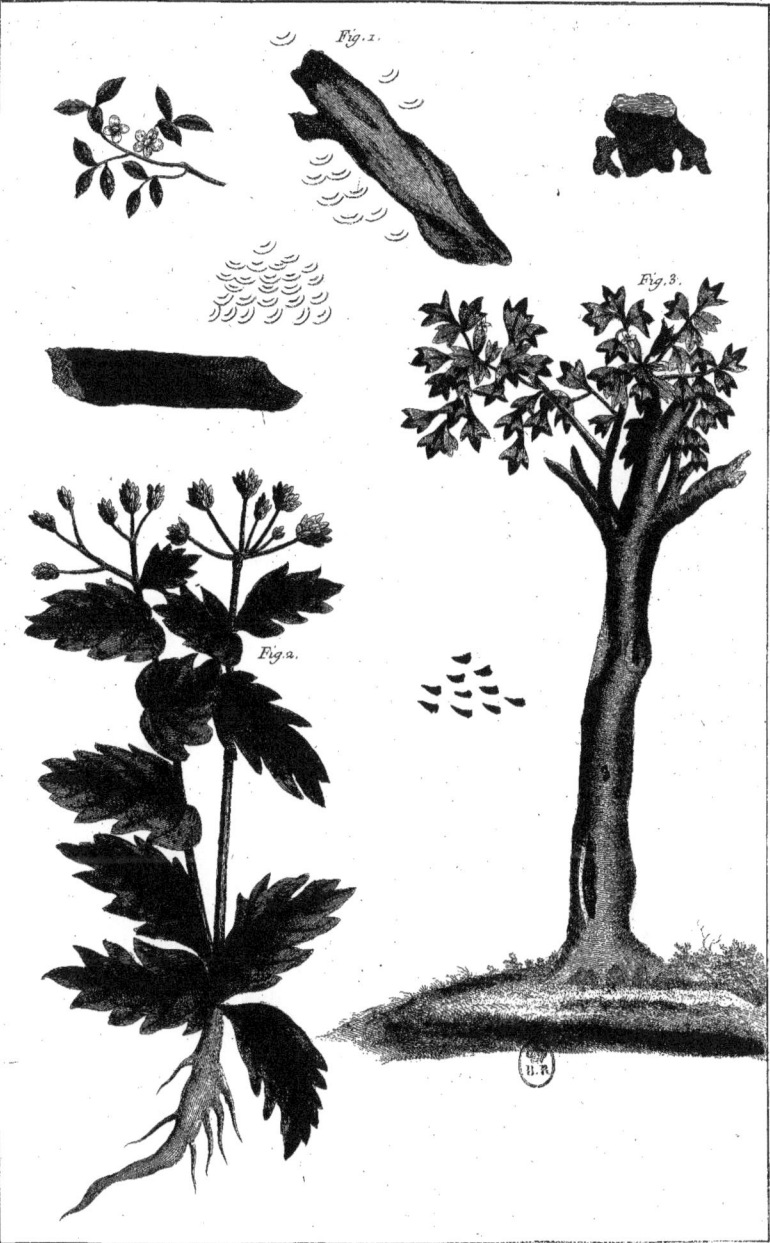

Fig. 1.

Fig. 3.

Fig. 2.

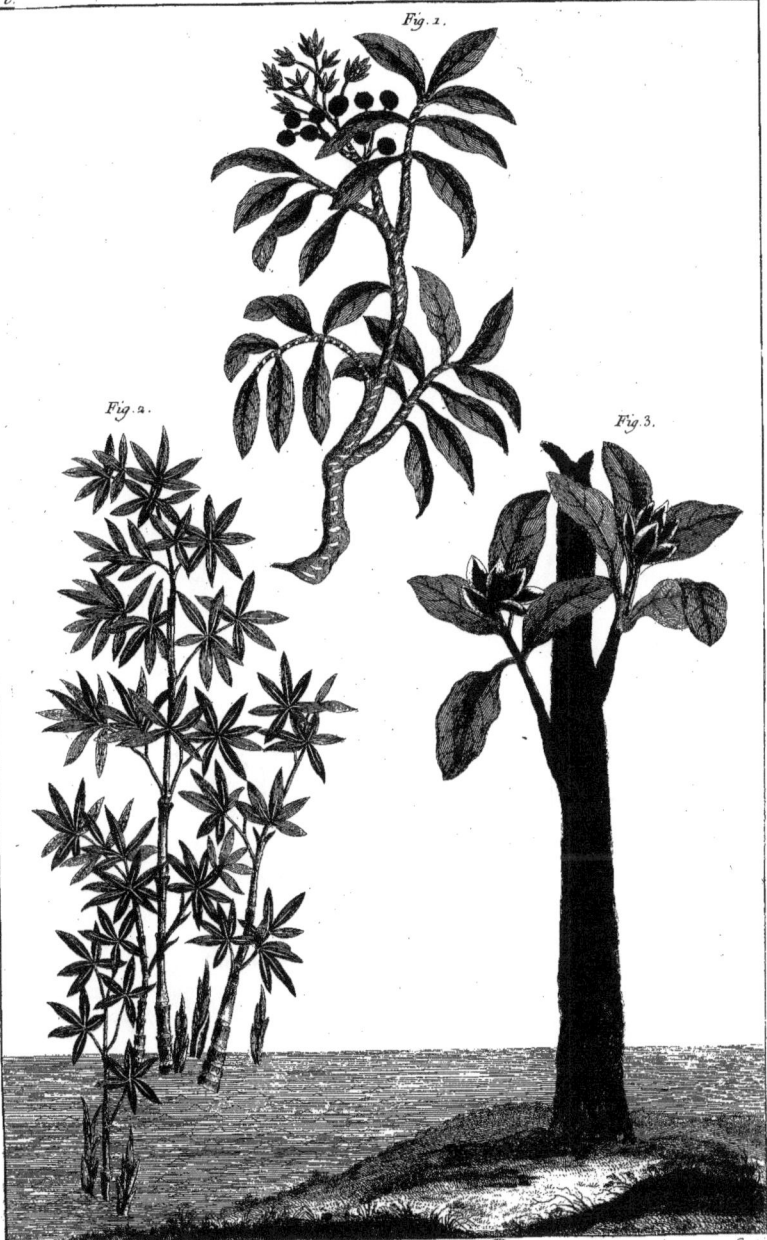

Fig. 1.

Fig. 2.

Fig. 3.

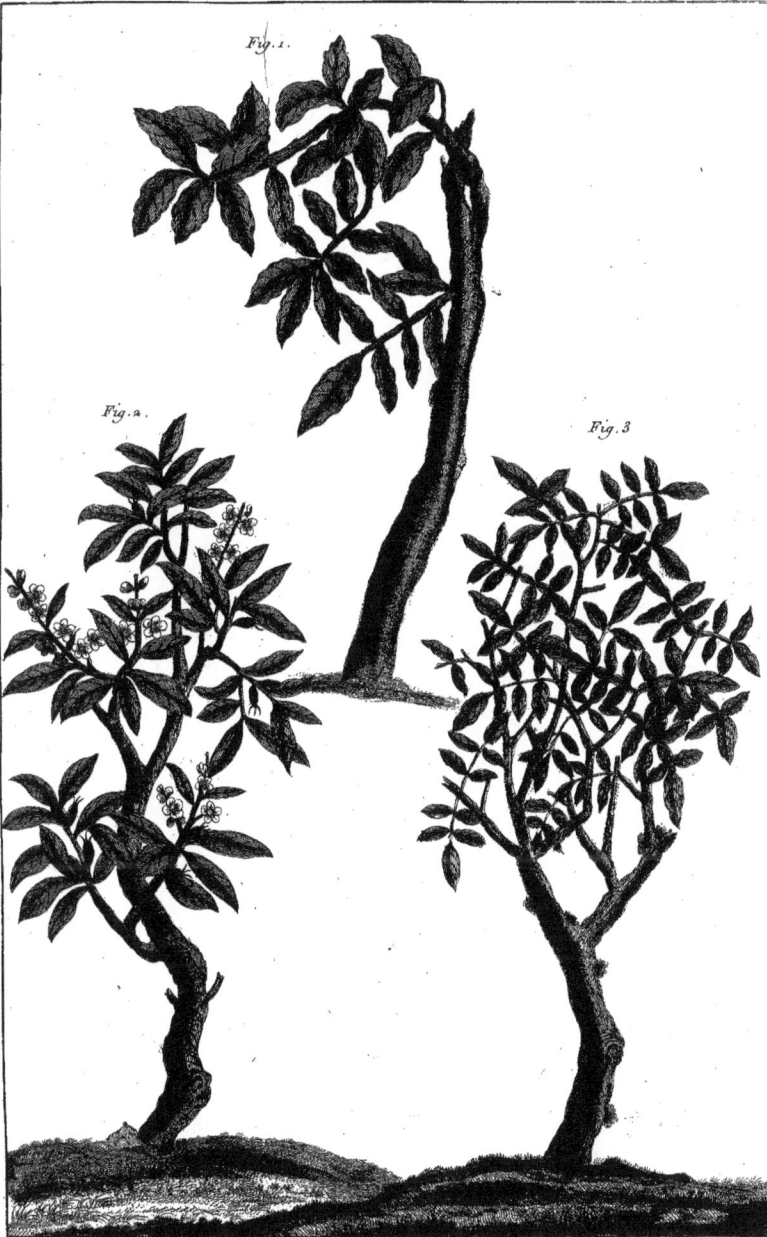

Fig. 1.

Fig. 2.

Fig. 3.

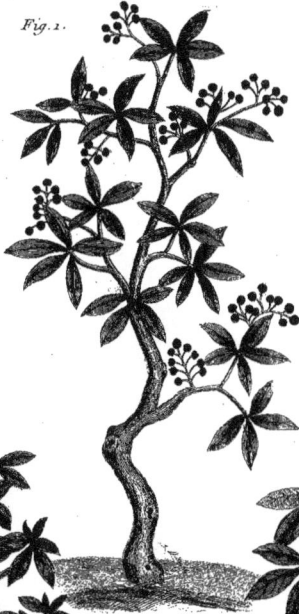

Fig. 1.

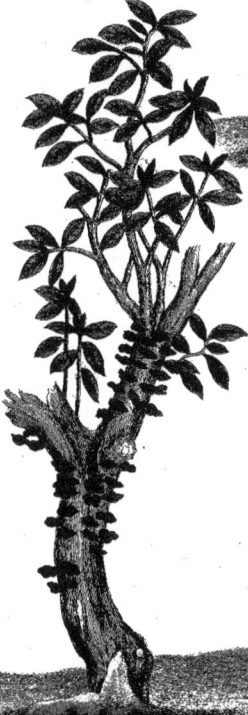

Fig. 2.

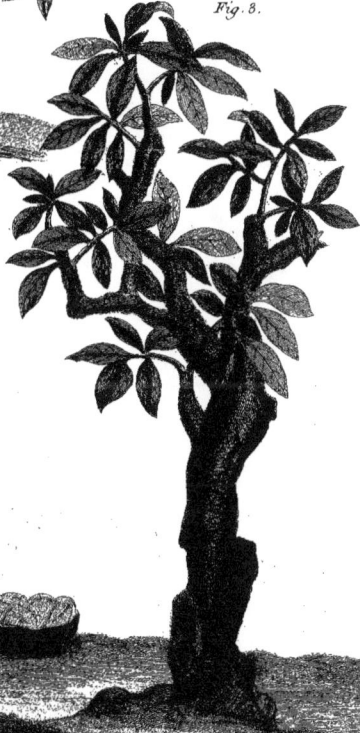

Fig. 3.

Fig. 1.

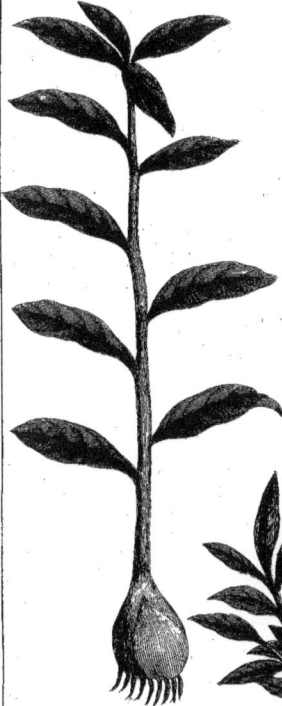

Fig. 2.

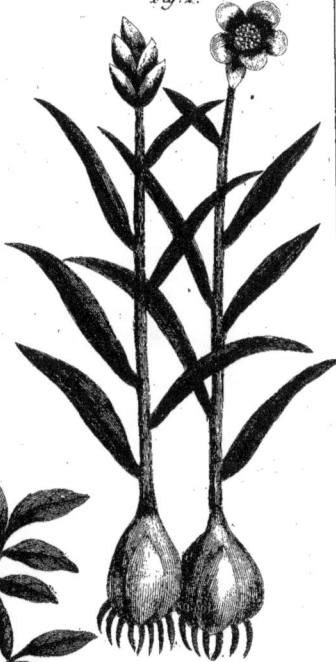

Fig. 8.

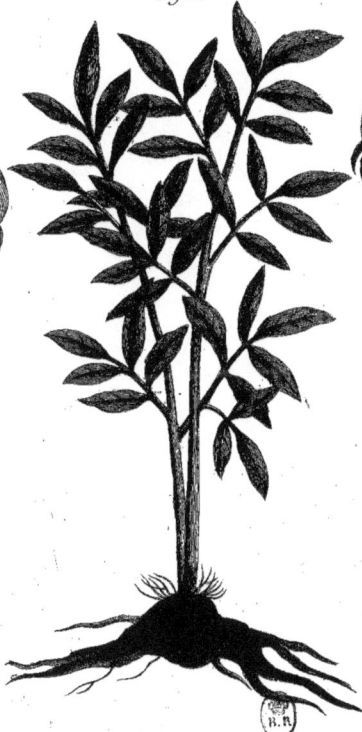

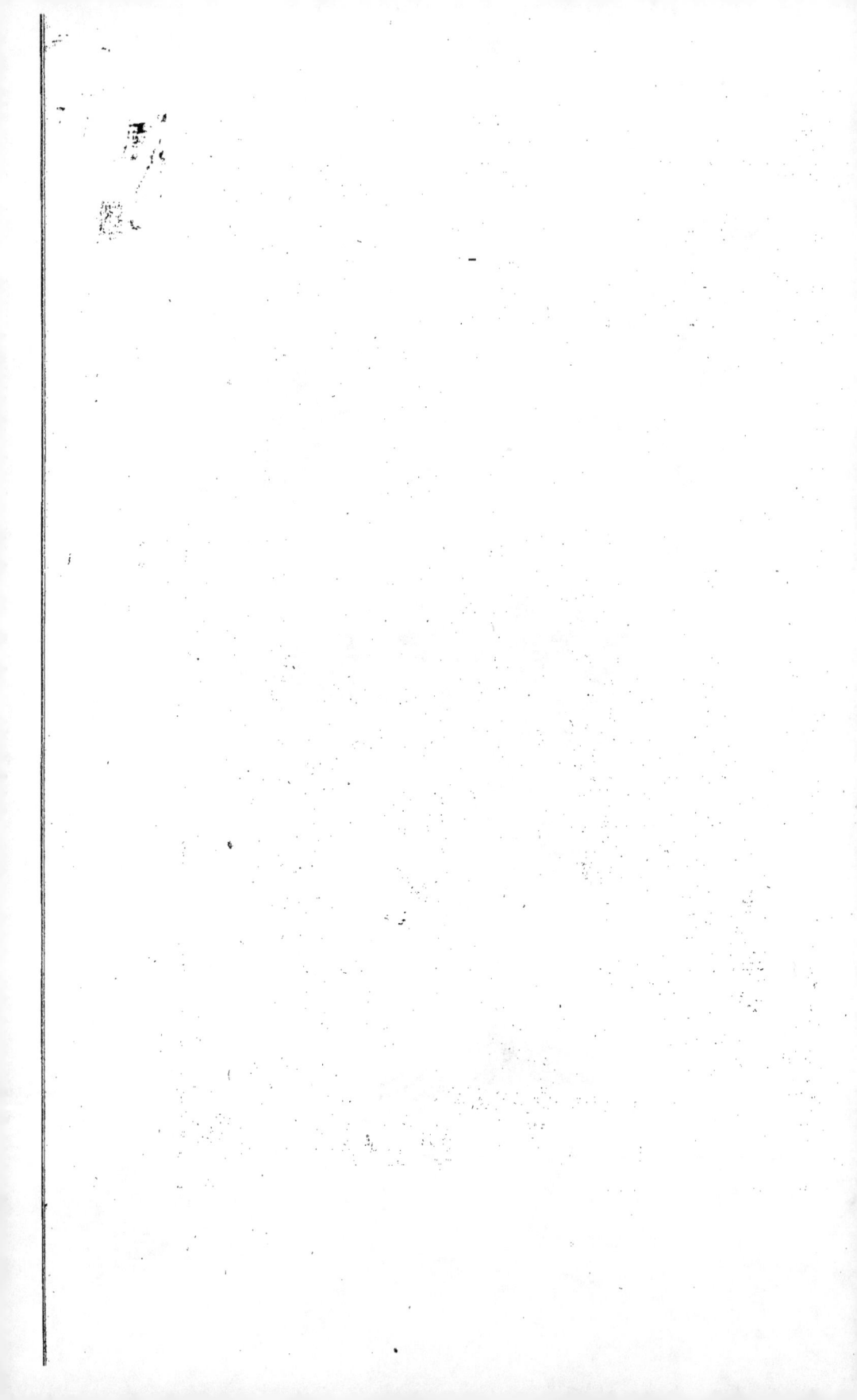

Fig. 1.

Fig. 2.

Fig. 3.

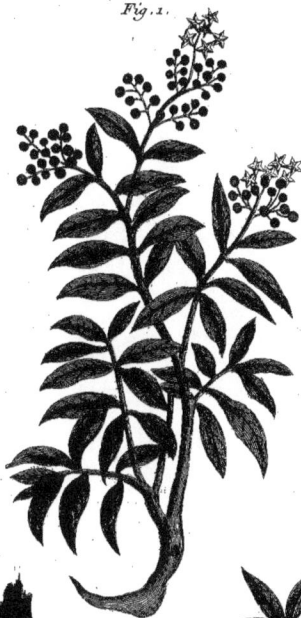
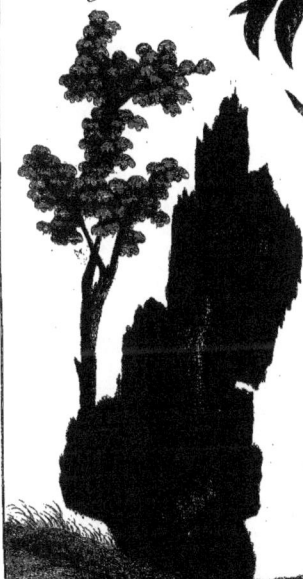
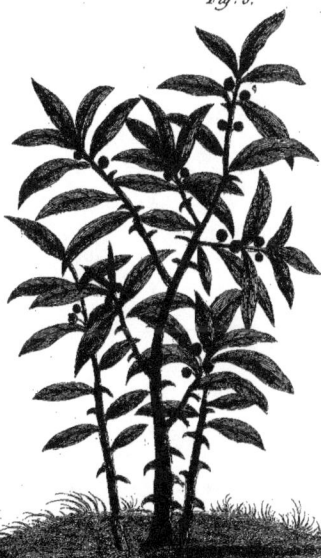
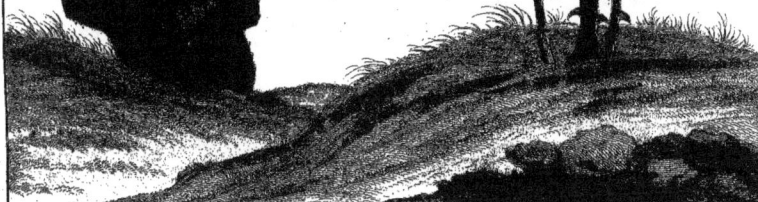

Fig.1.

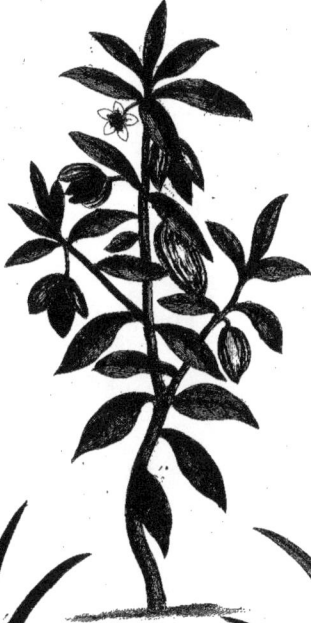

Fig.2.

Fig.3.

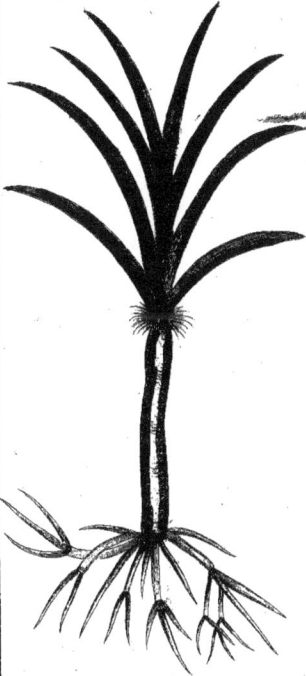

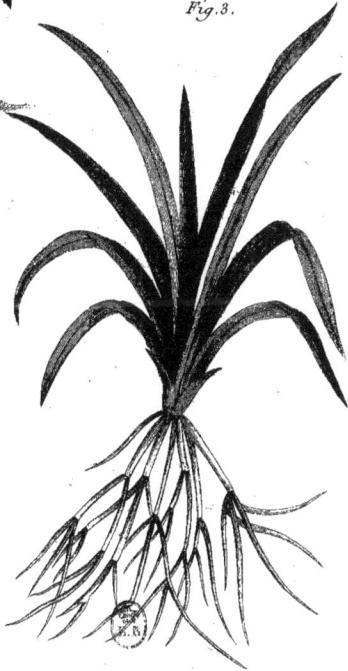

Fig. 1.

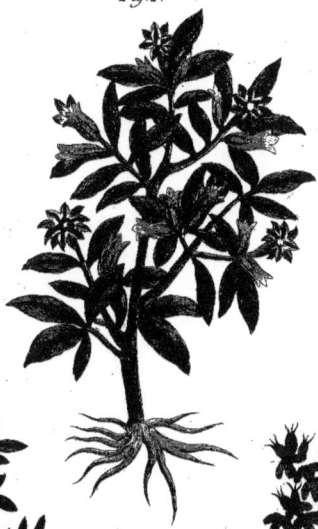

Fig. 2.

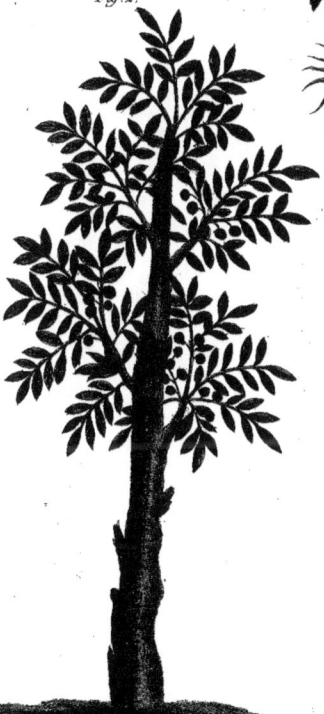

Fig. 3.

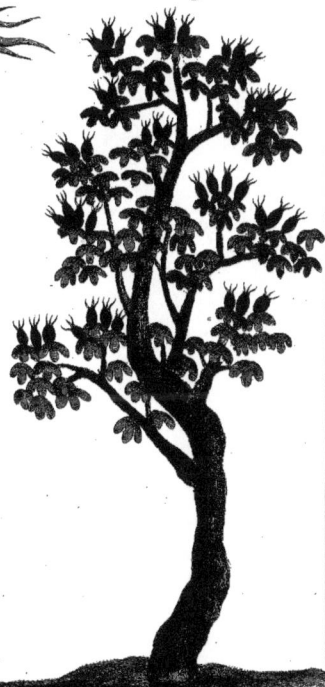

Fig. 1.

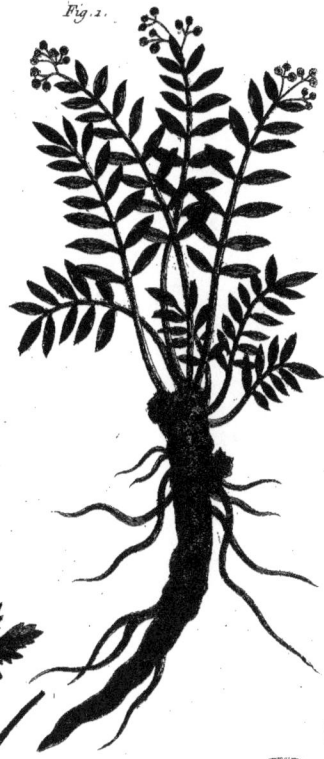

Fig. 2.

Fig. 3.

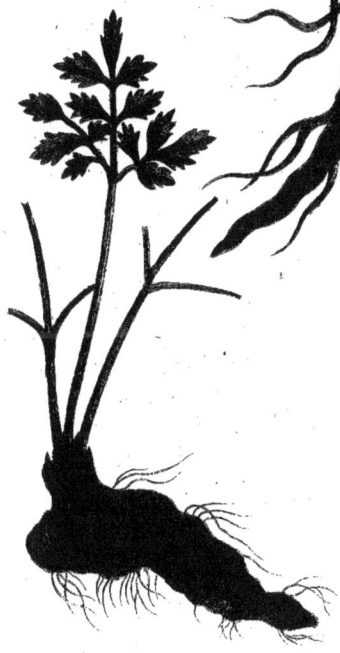

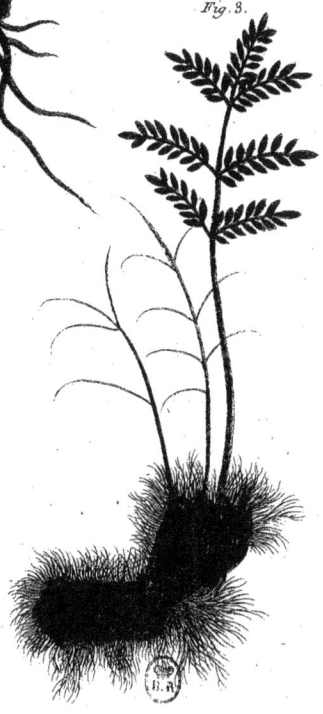

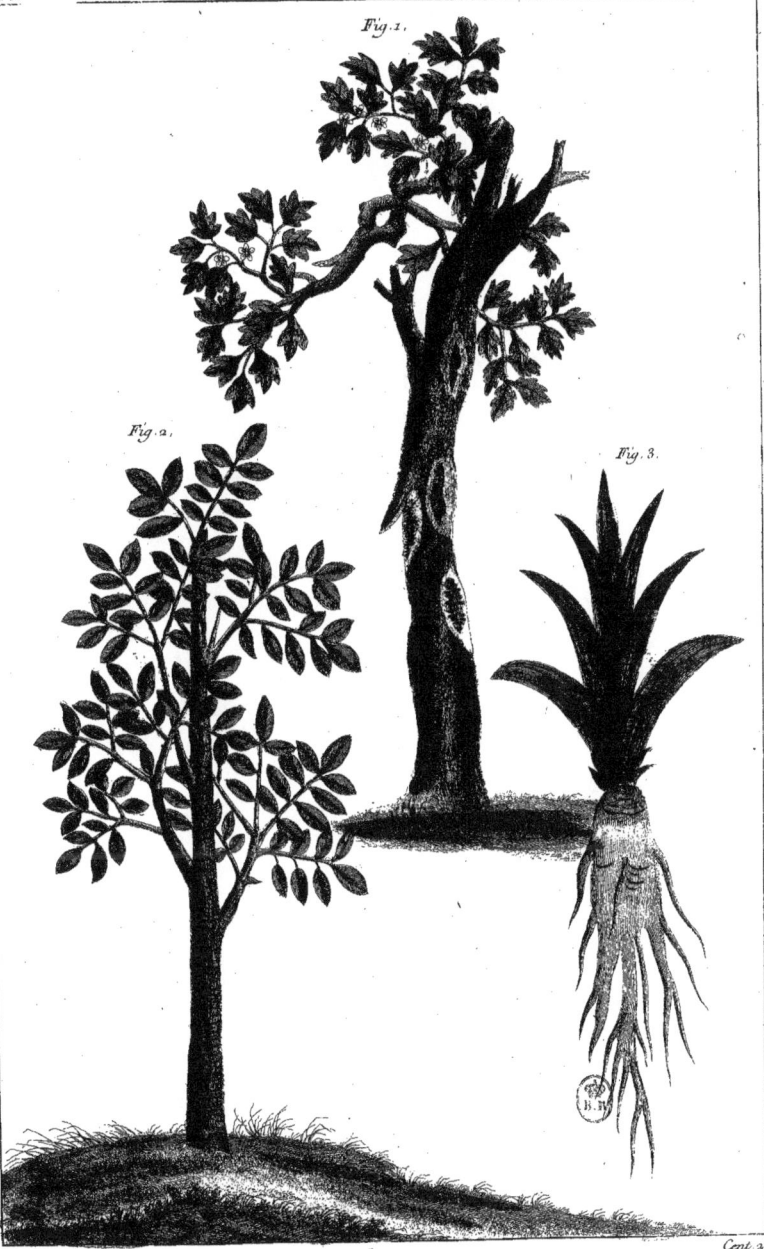

Fig. 1.

Fig. 2.

Fig. 3.

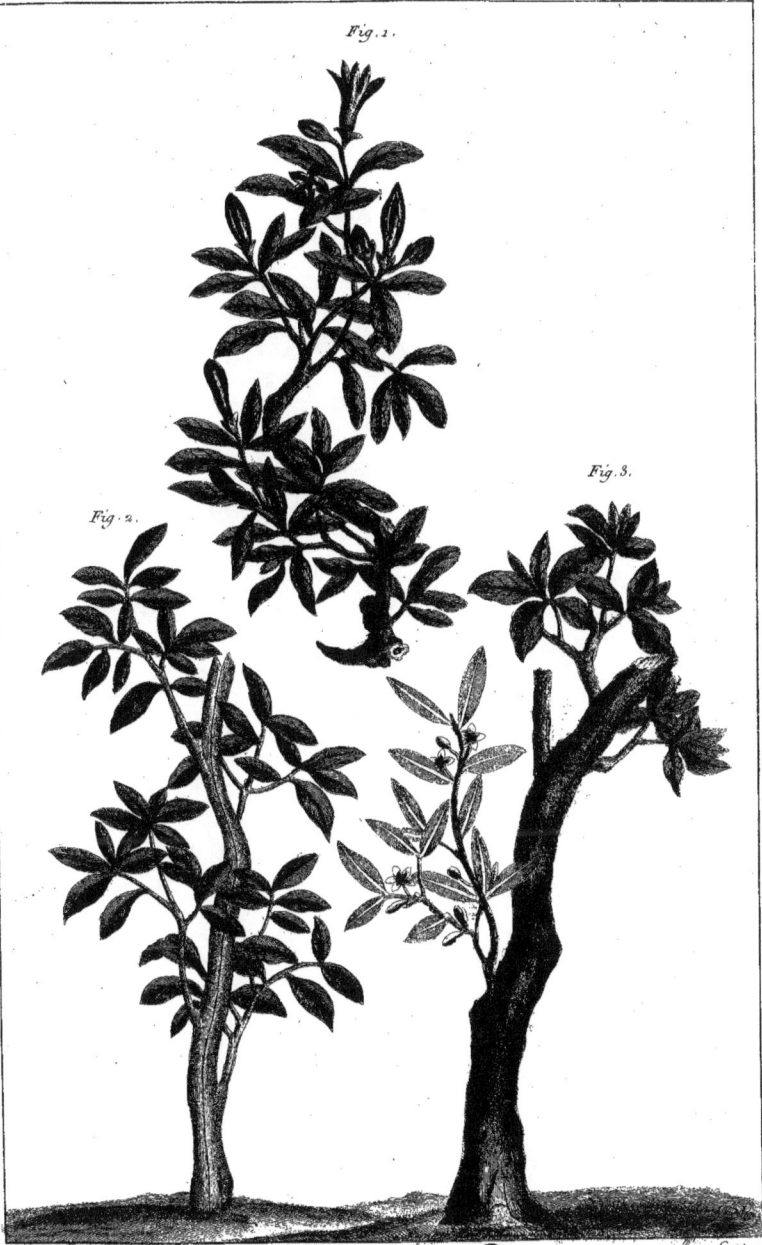

Fig. 1.

Fig. 3.

Fig. 2.

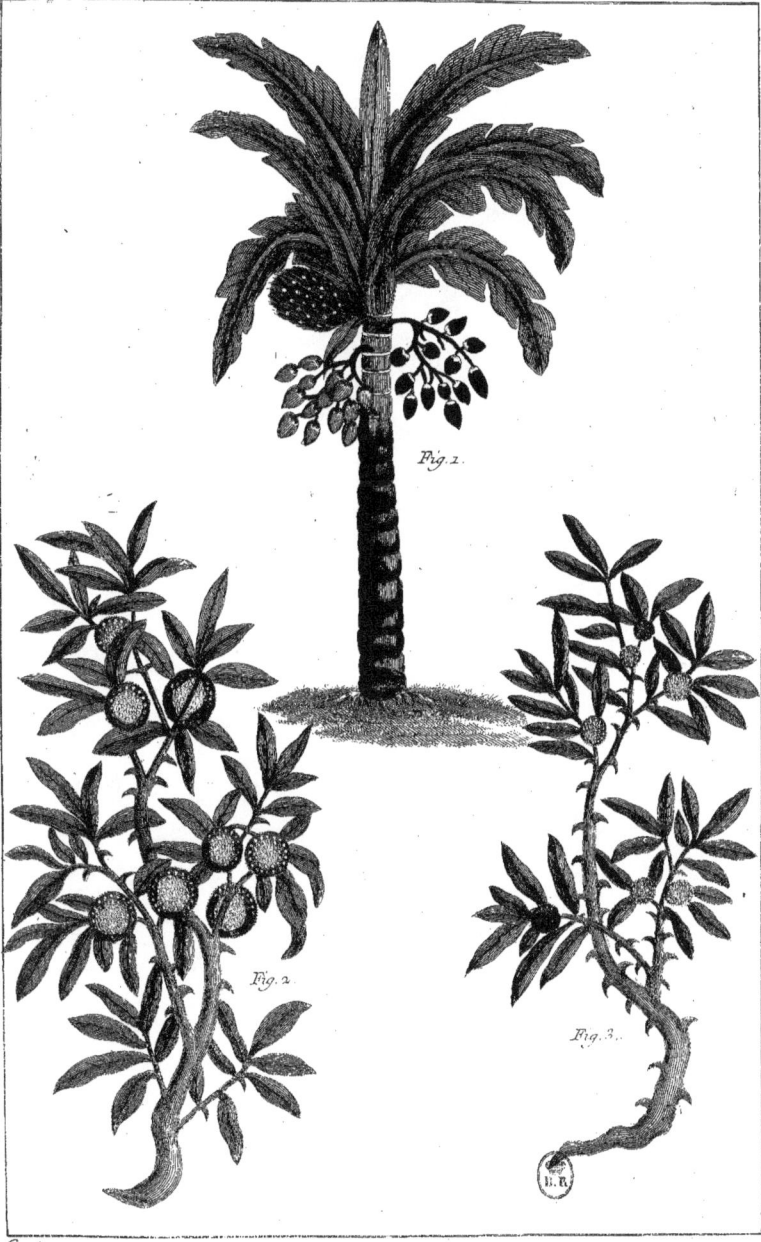

Fig. 1.

Fig. 2.

Fig. 3.

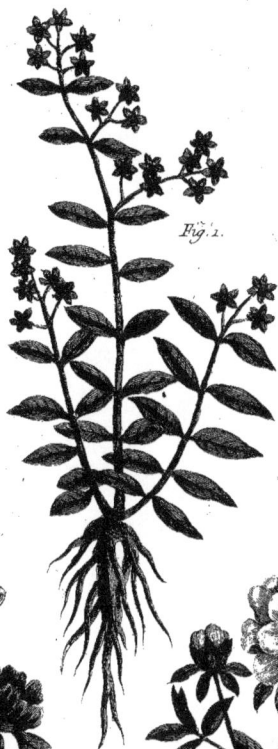

Fig. 1.

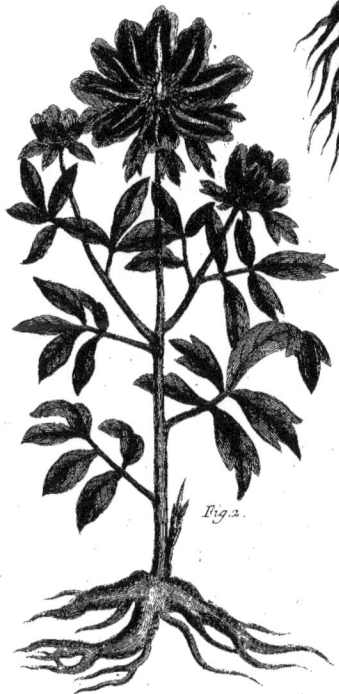

Fig. 2.

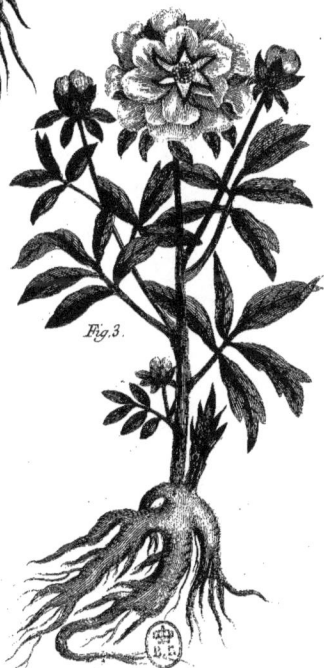

Fig. 3.

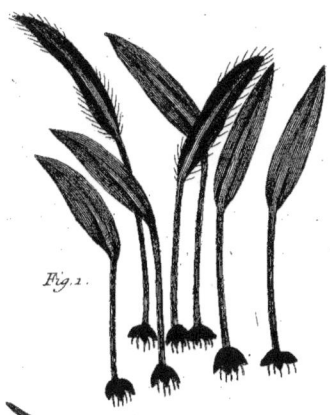

Fig. 1.

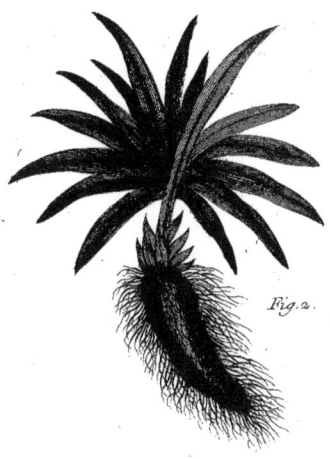

Fig. 2.

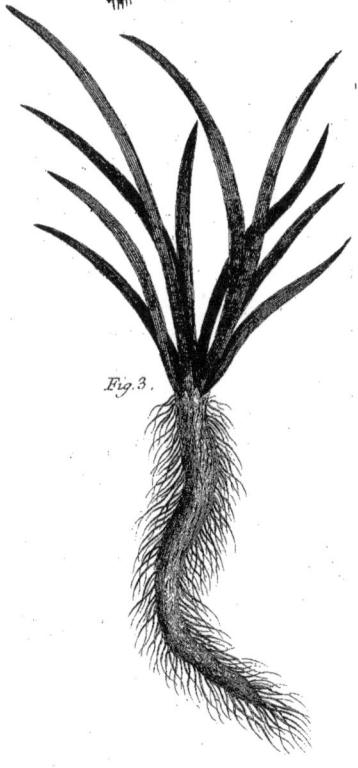

Fig. 3.

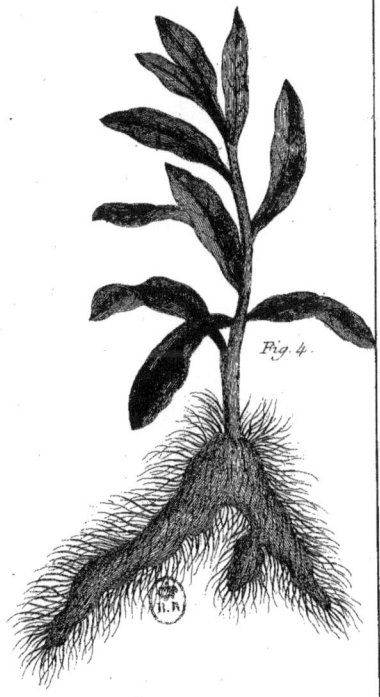

Fig. 4.

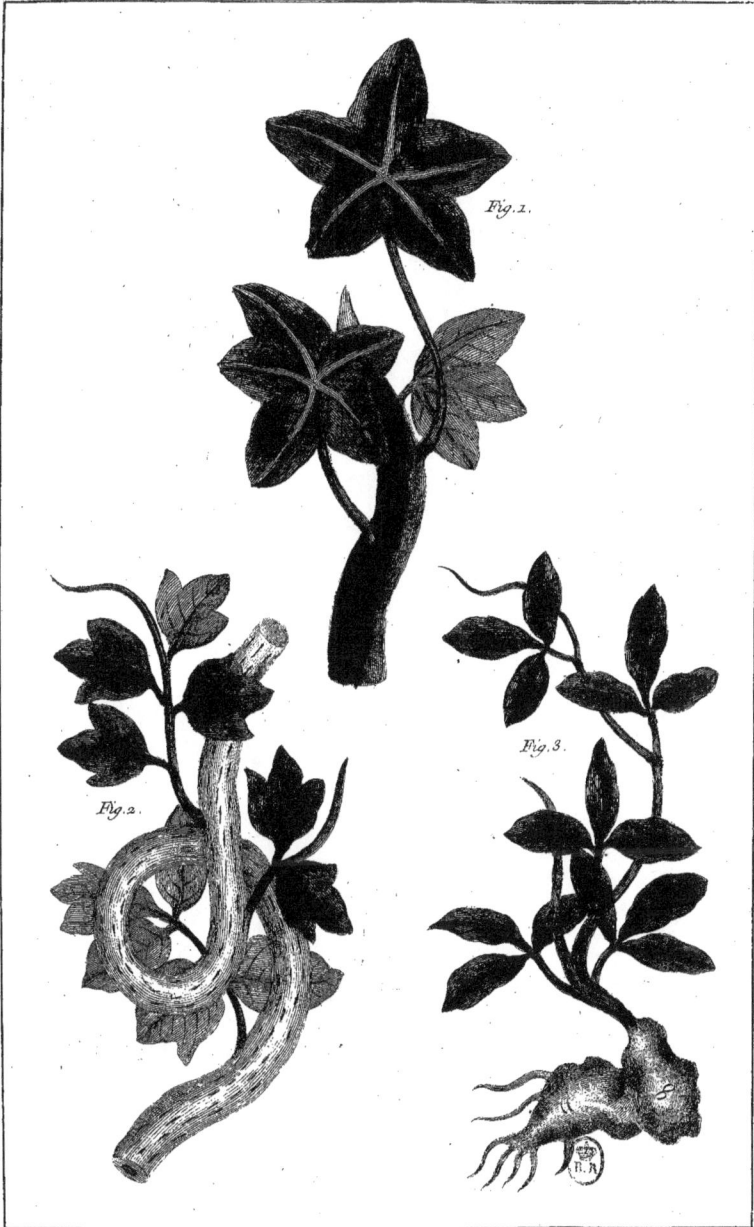

Fig. 1.

Fig. 2.

Fig. 3.

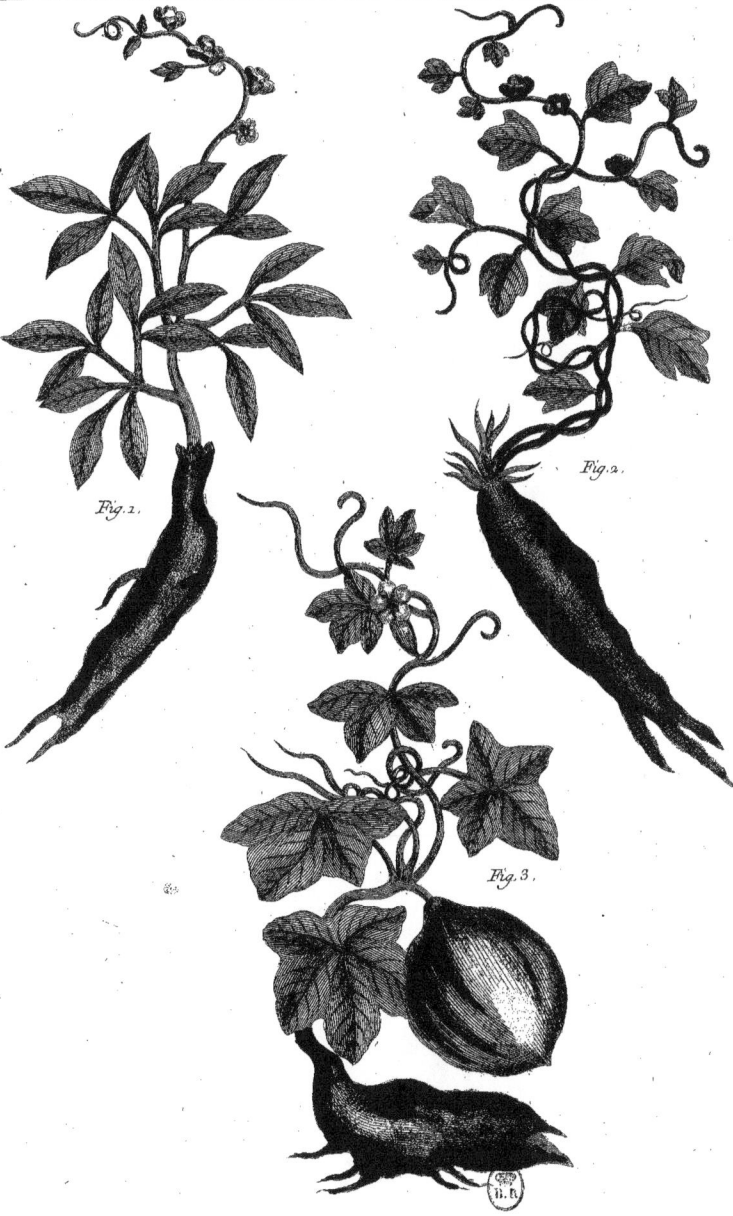

Fig.1.

Fig.2.

Fig.3.

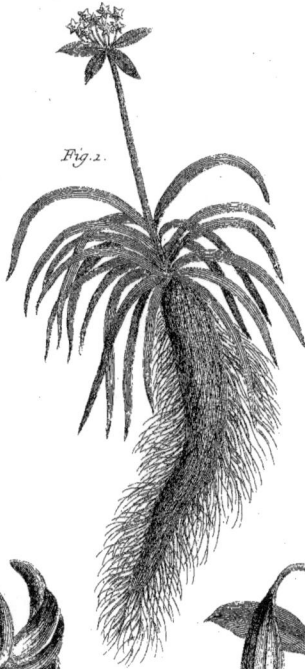

Fig.1.

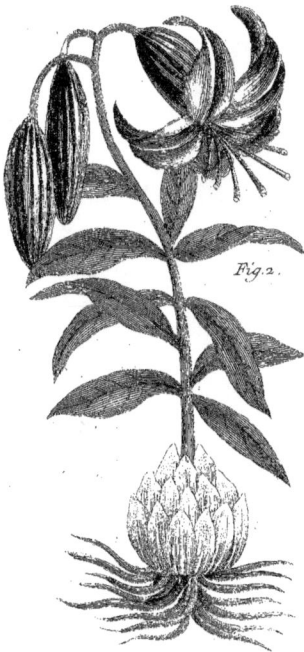

Fig.2.

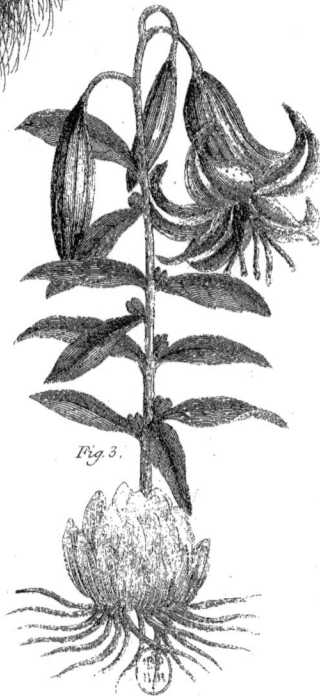

Fig.3.

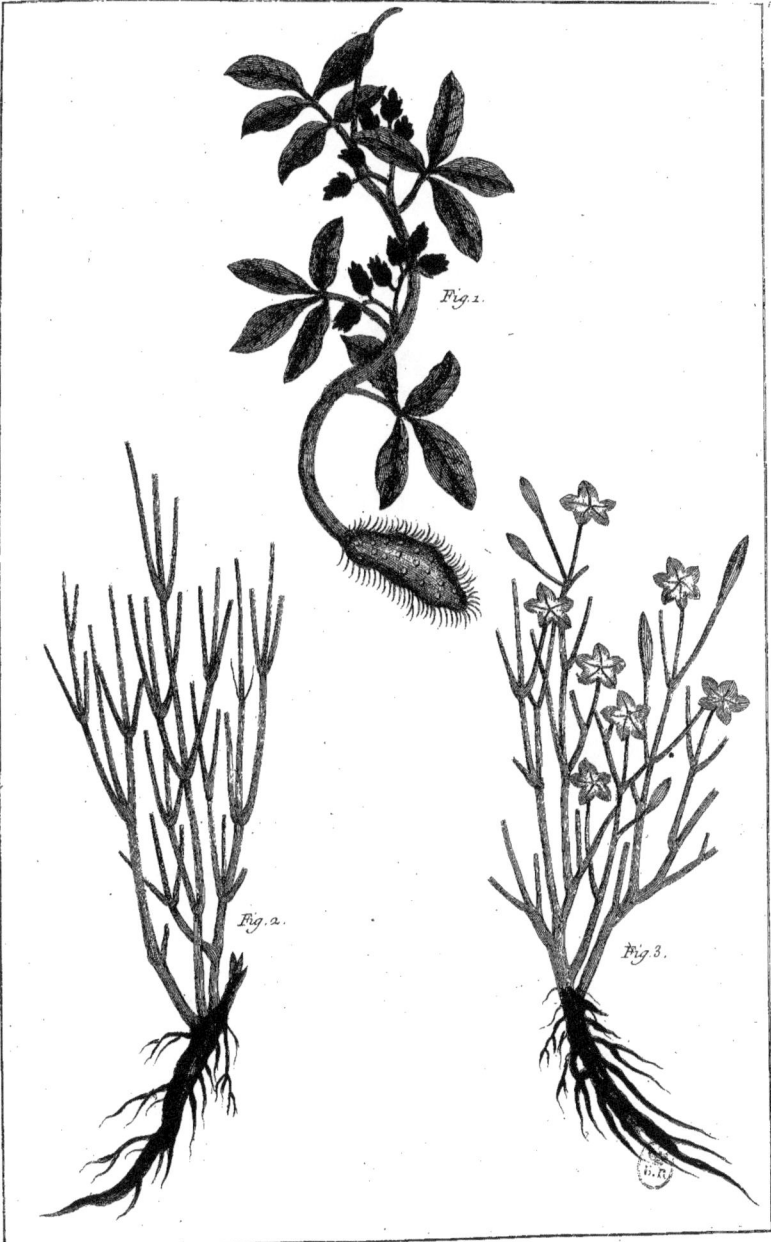

Fig. 1.

Fig. 2.

Fig. 3.

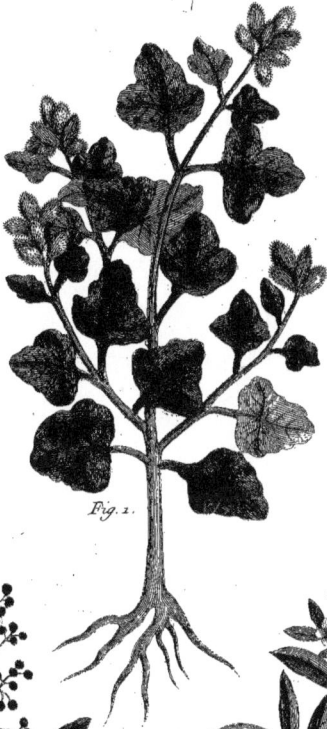

Fig. 1.

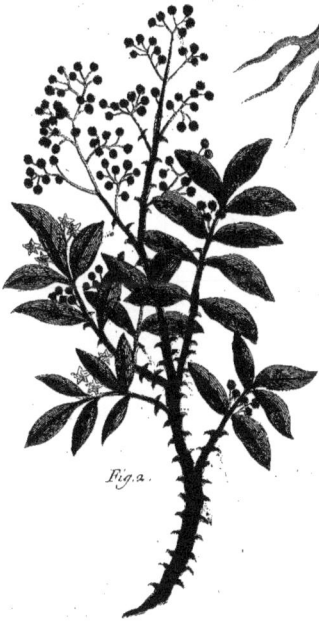

Fig. 2.

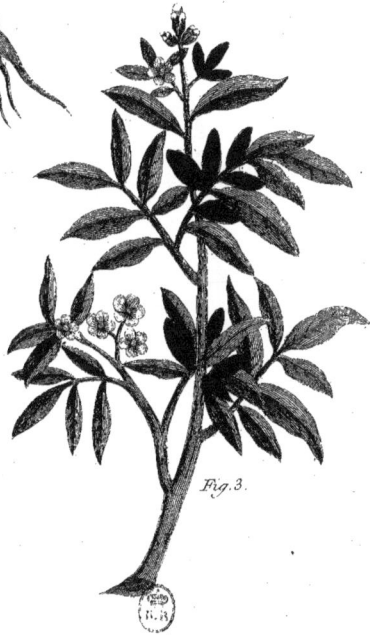

Fig. 3.

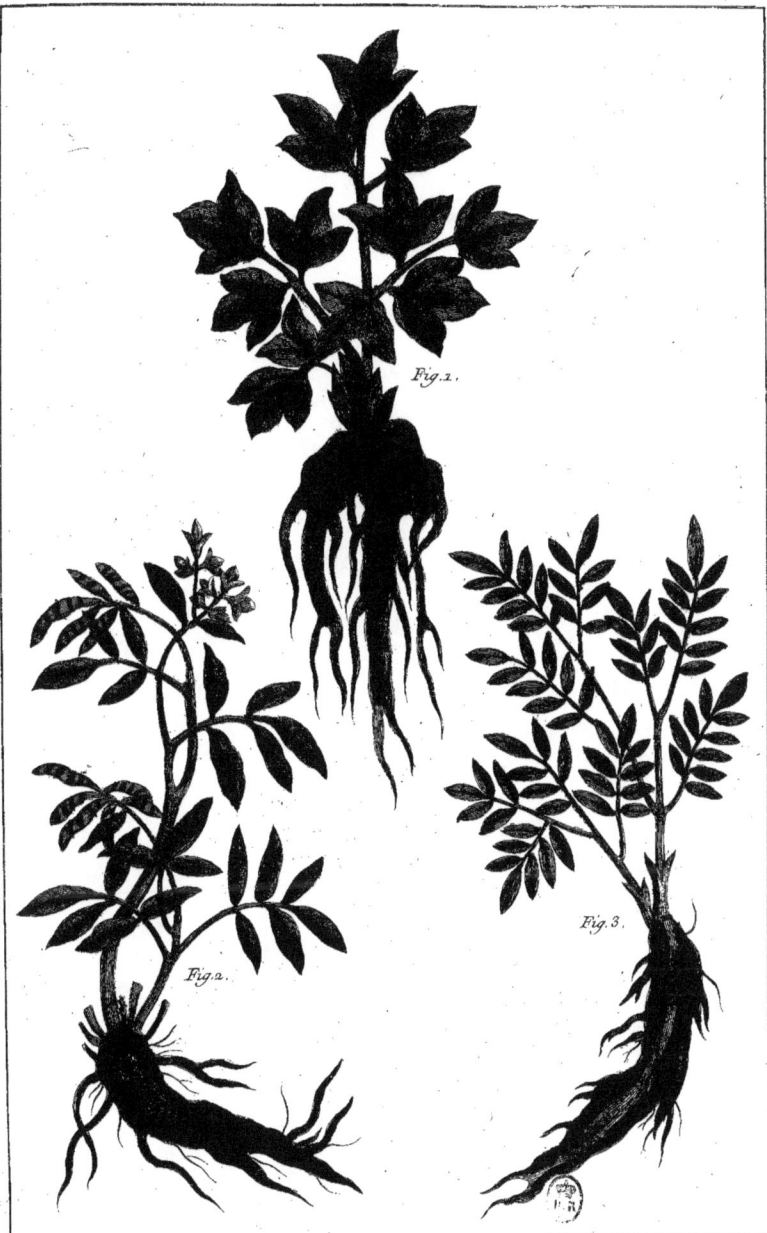

Fig. 1.

Fig. 2.

Fig. 3.

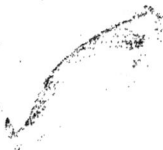

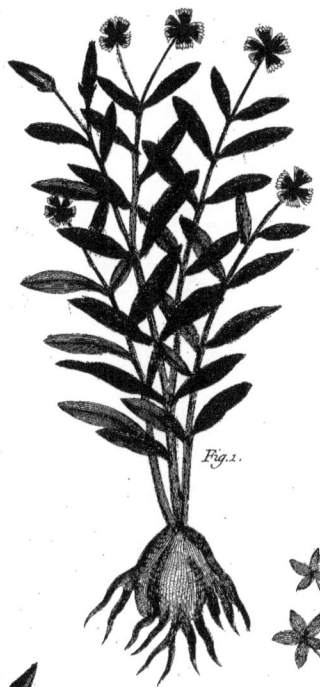

Fig.1.

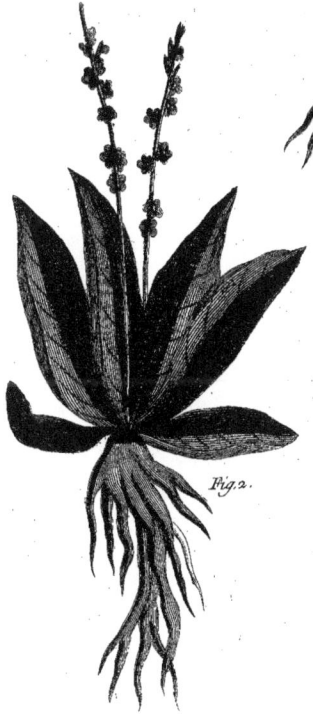

Fig.2.

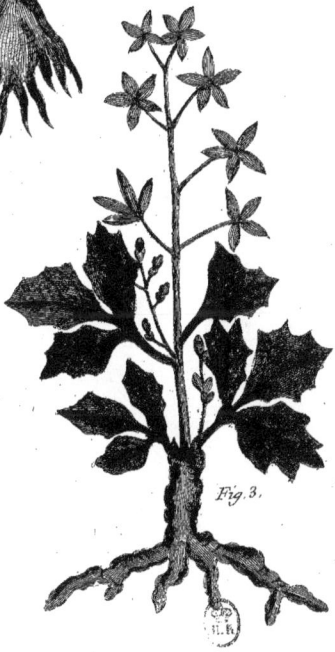

Fig.3.

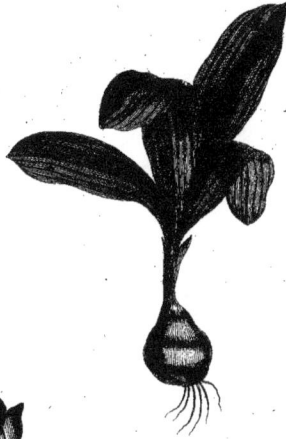

Fig.1.

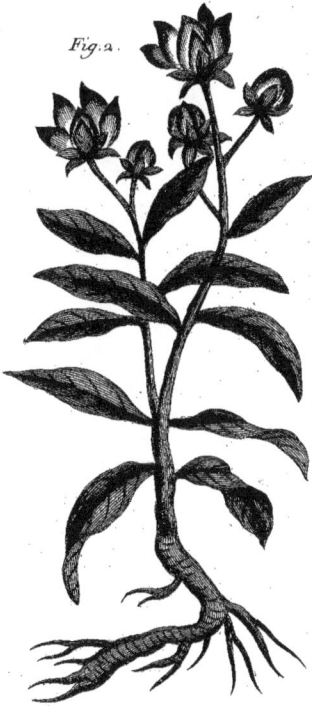

Fig.2.

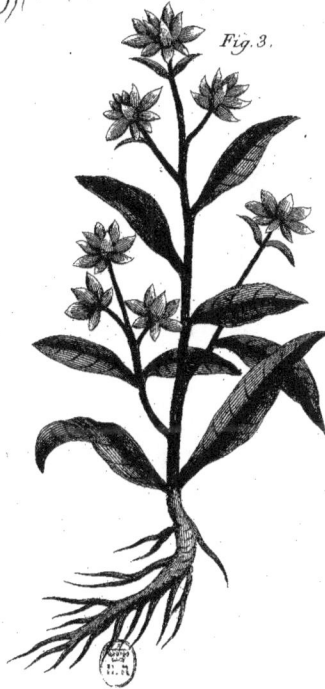

Fig.3.

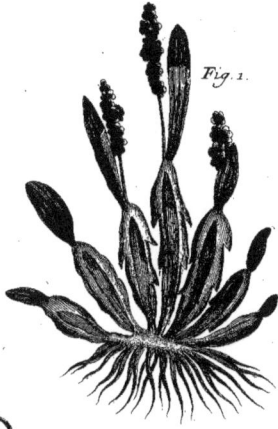

Fig. 1.

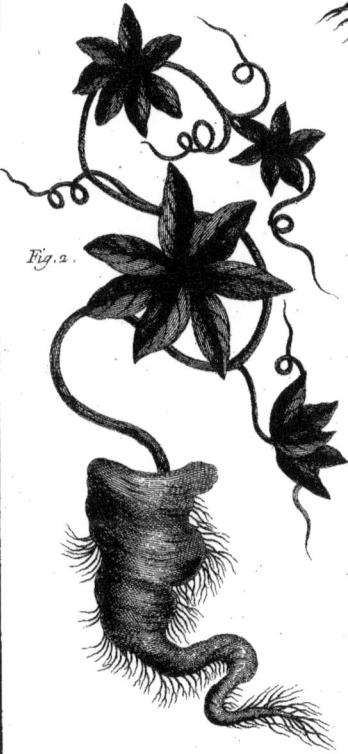

Fig. 2.

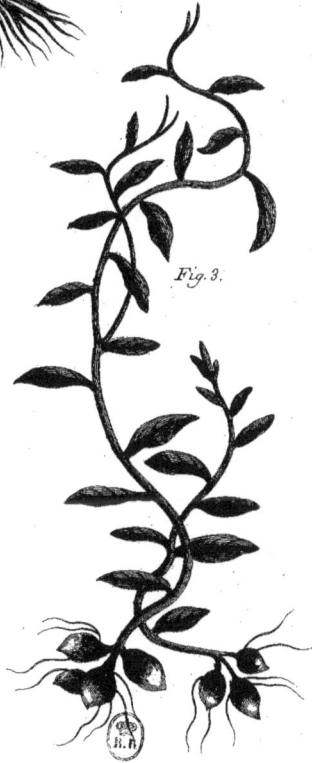

Fig. 3.

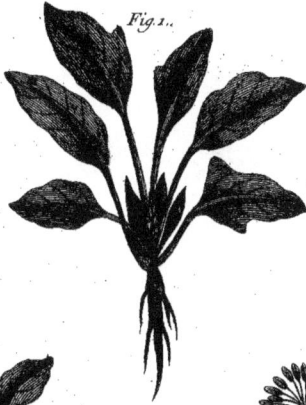

Fig.1.

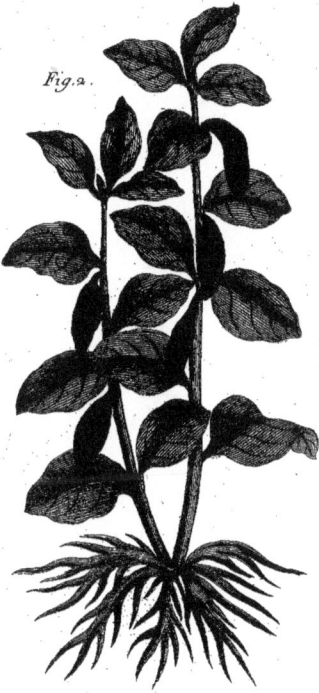

Fig.2.

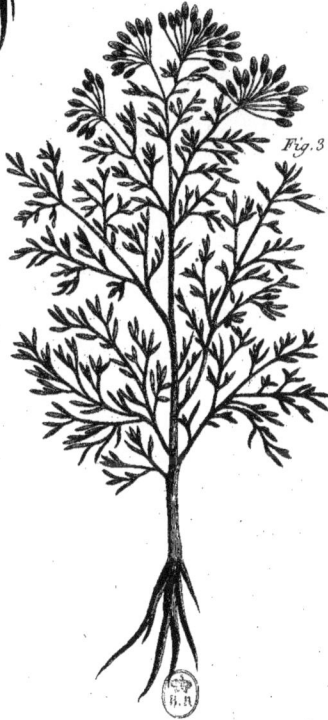

Fig.3.

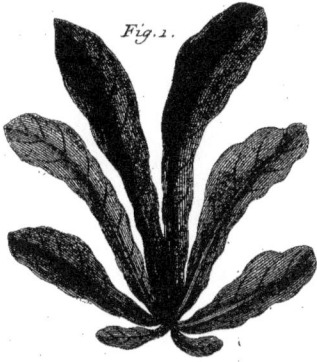

Fig. 1.

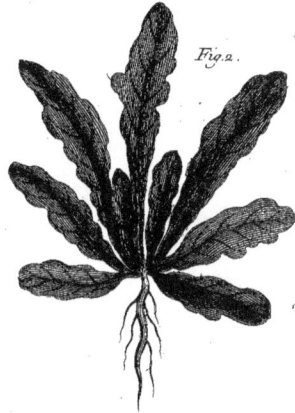

Fig. 2.

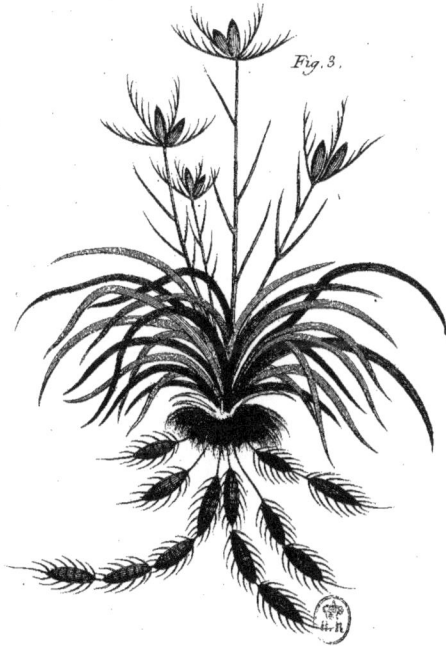

Fig. 3.

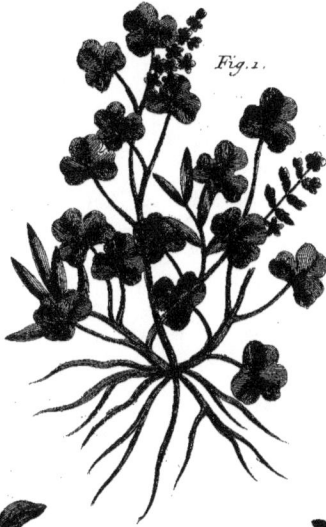

Fig. 1.

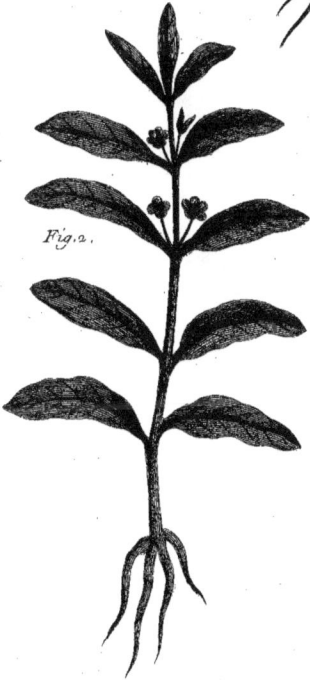

Fig. 2.

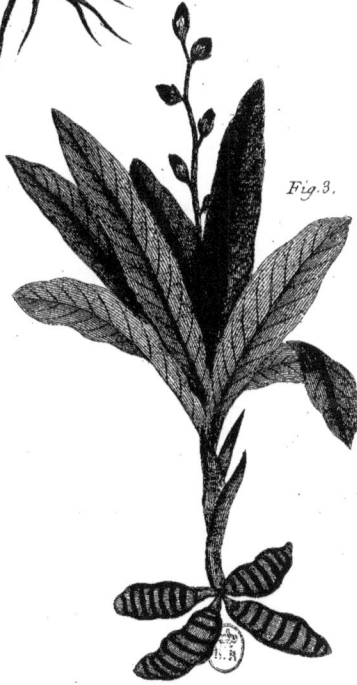

Fig. 3.

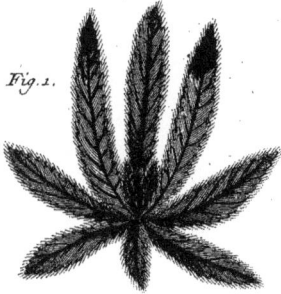

Fig. 1.

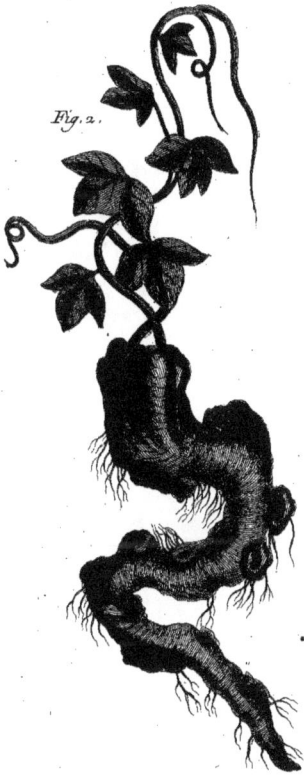

Fig. 2.

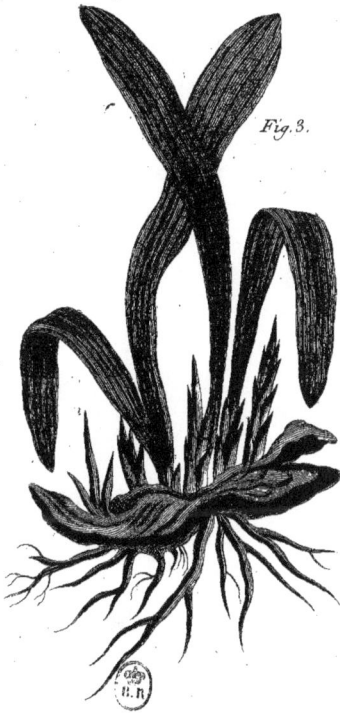

Fig. 3.

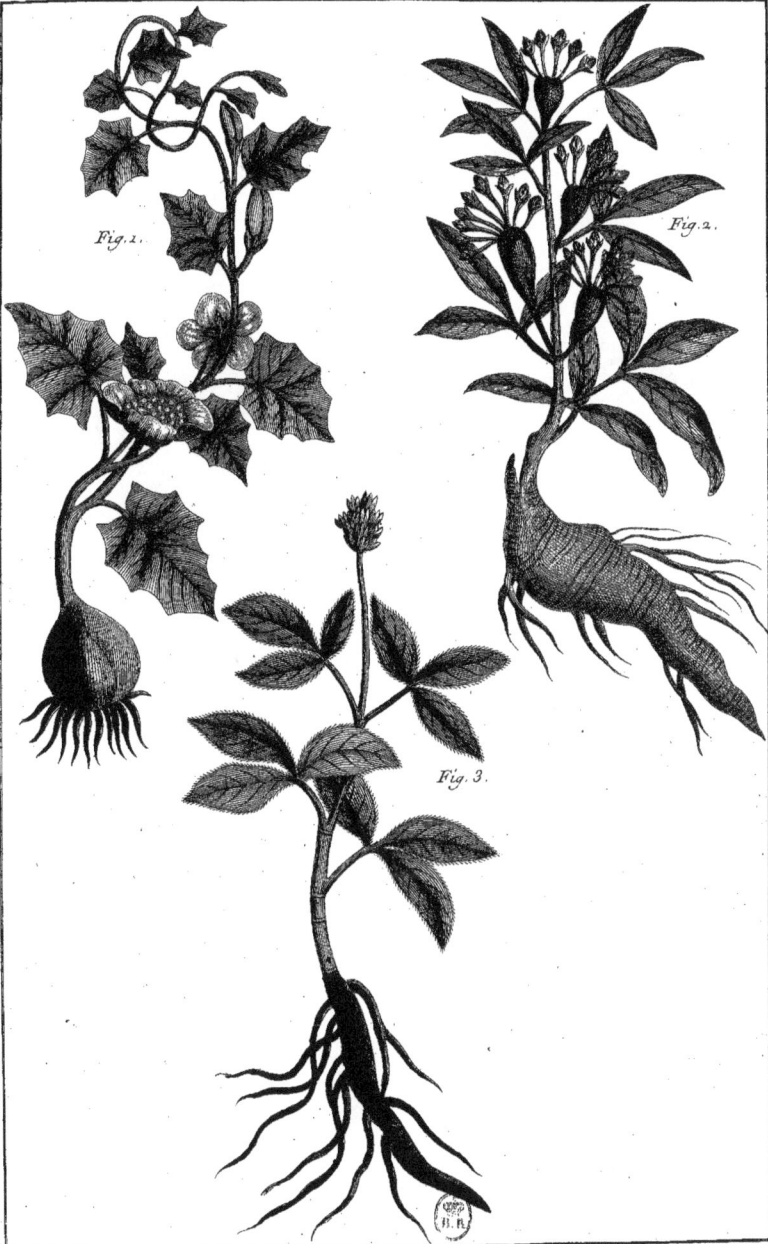

Fig. 1.

Fig. 2.

Fig. 3.

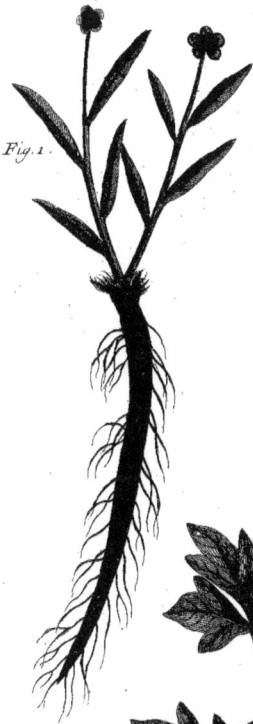

Fig. 1.

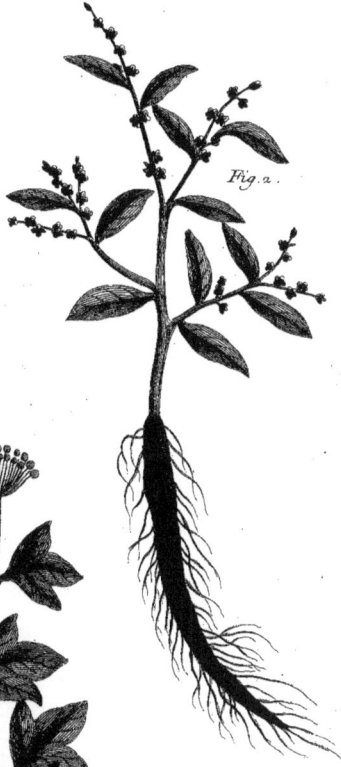

Fig. 2.

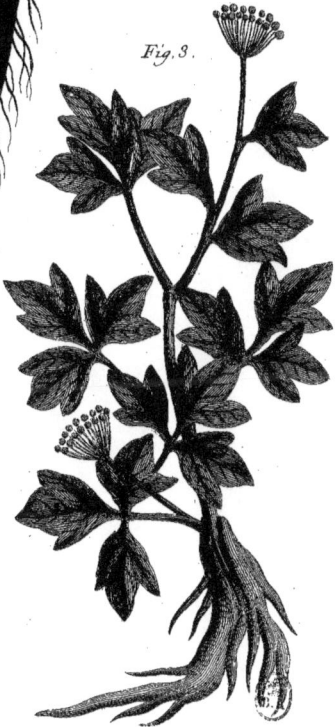

Fig. 3.

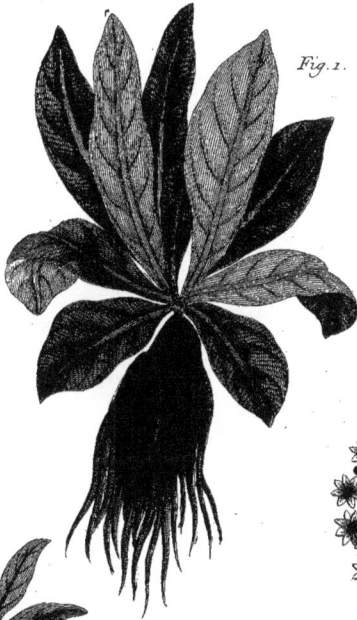

Fig. 1.

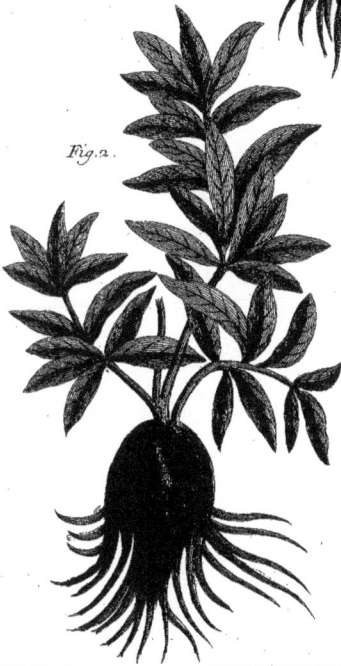

Fig. 2.

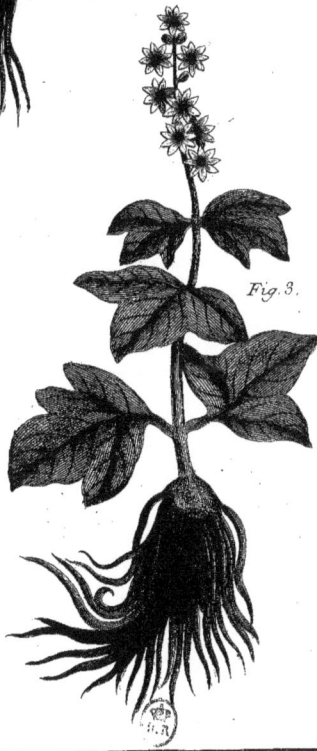

Fig. 3.

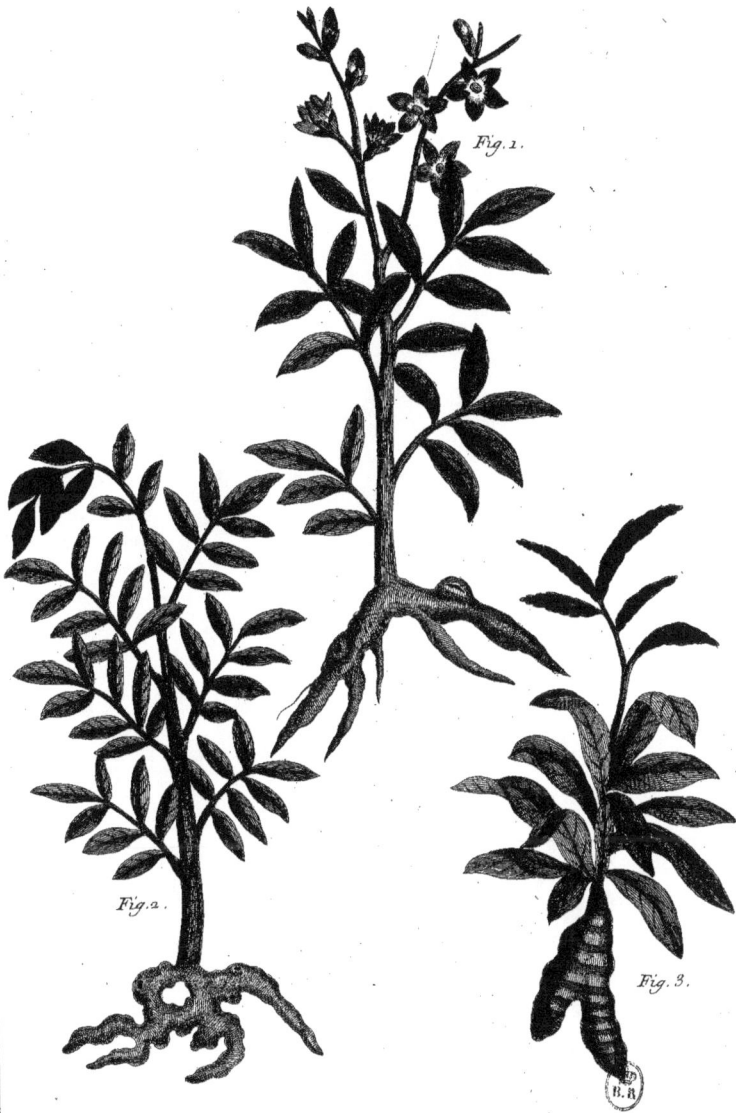

Fig. 1.

Fig. 2.

Fig. 3.

Pl. LXXI.

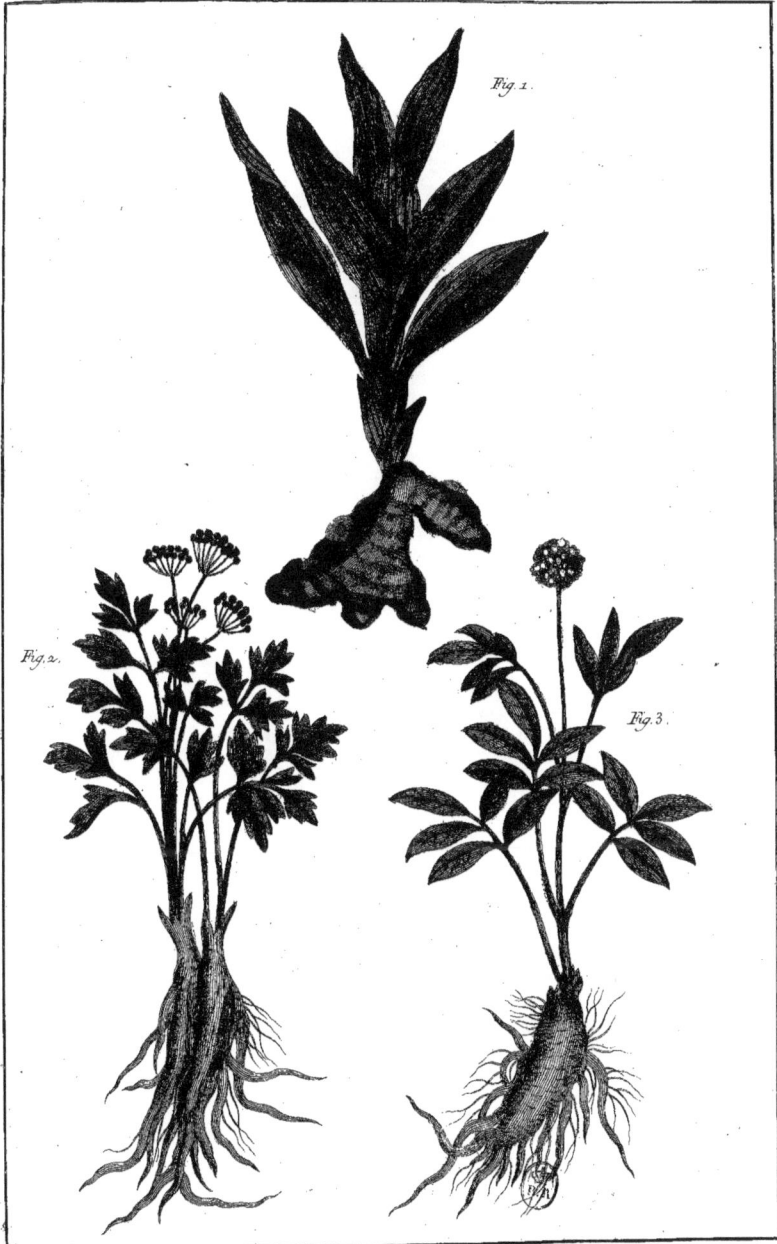

Fig. 1.

Fig. 2.

Fig. 3.

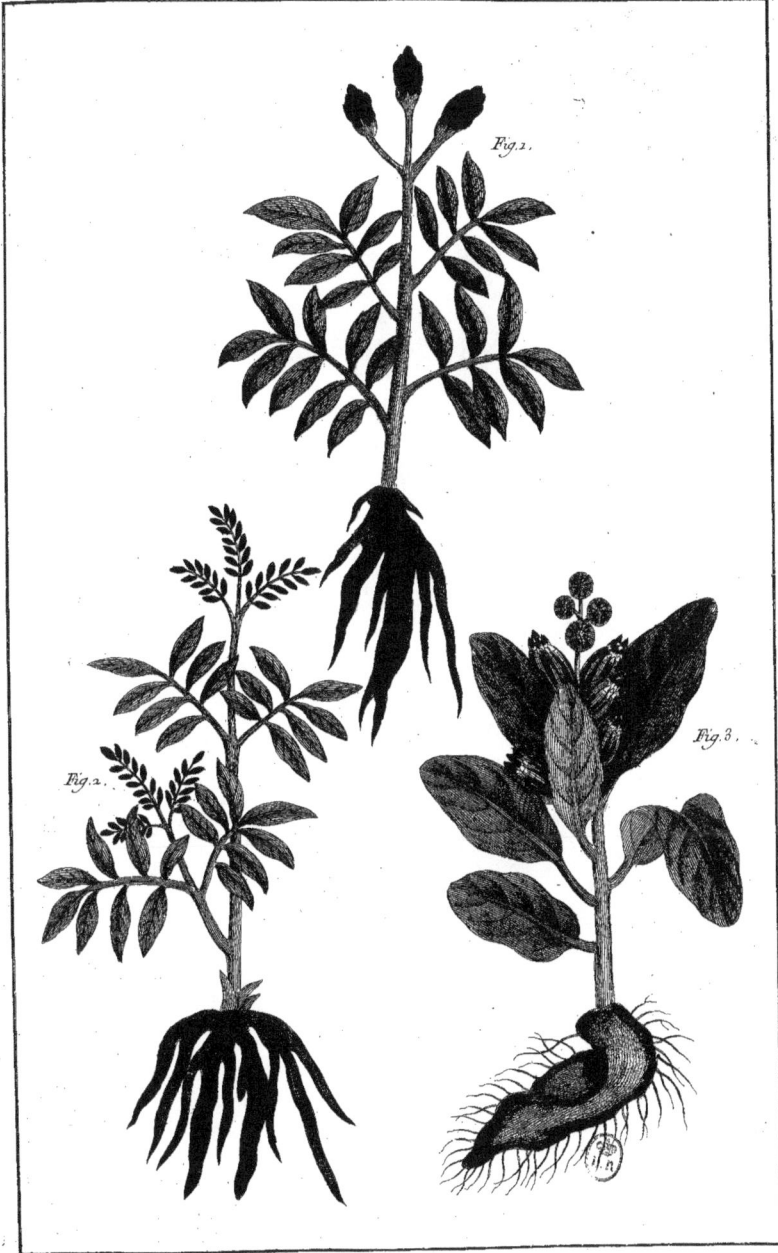

Fig. 1.

Fig. 2.

Fig. 3.

Pl. LXXIII

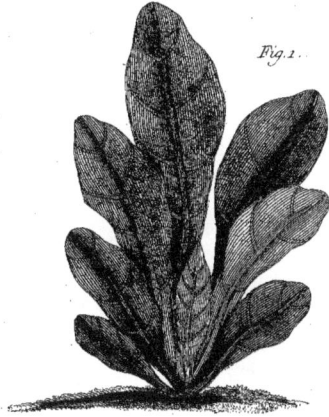

Fig. 1.

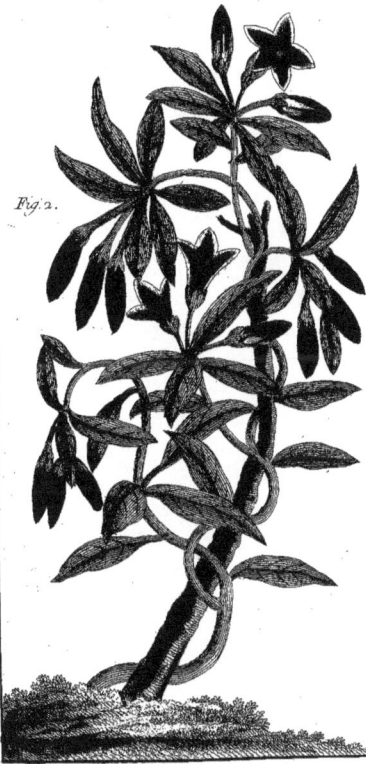

Fig. 2.

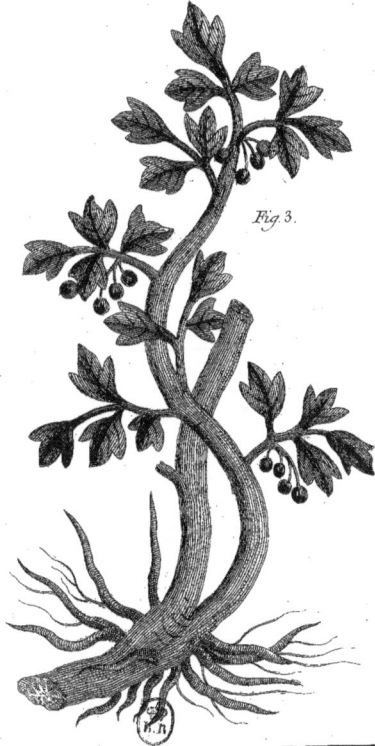

Fig. 3.

Pl. LXXIV.

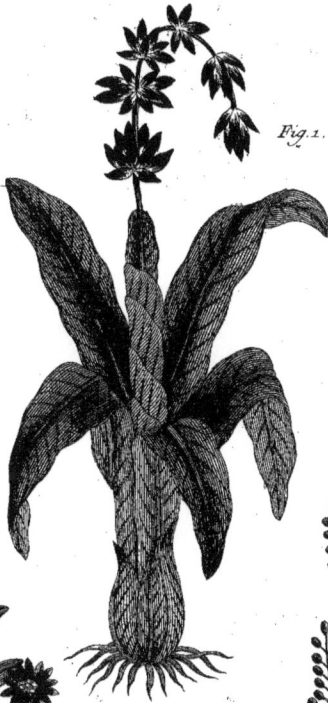

Fig. 1.

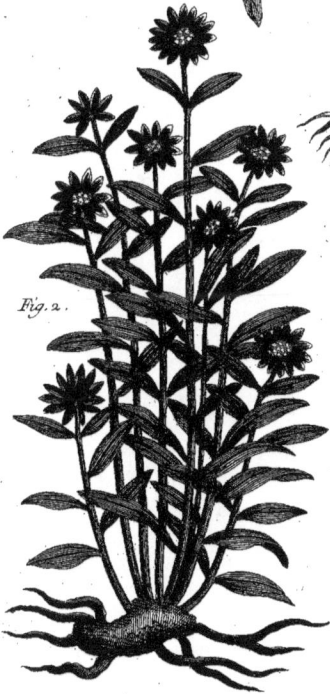

Fig. 2.

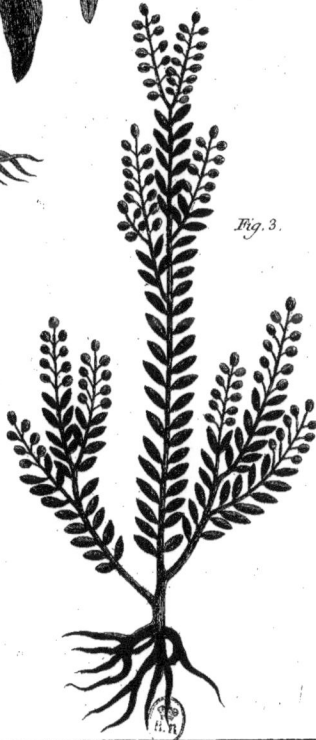

Fig. 3.

Pl. LXXV.

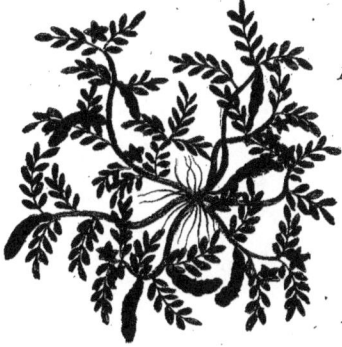

Fig. 1.

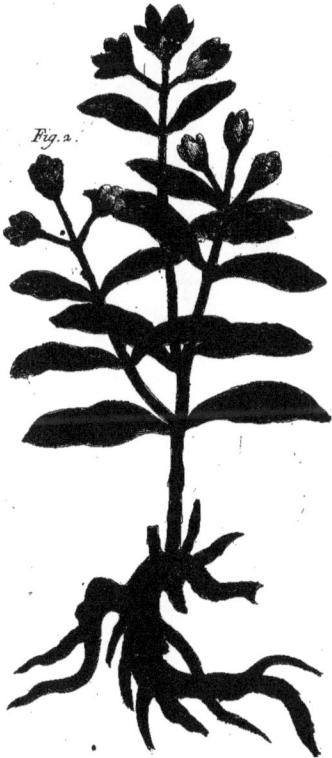

Fig. 2.

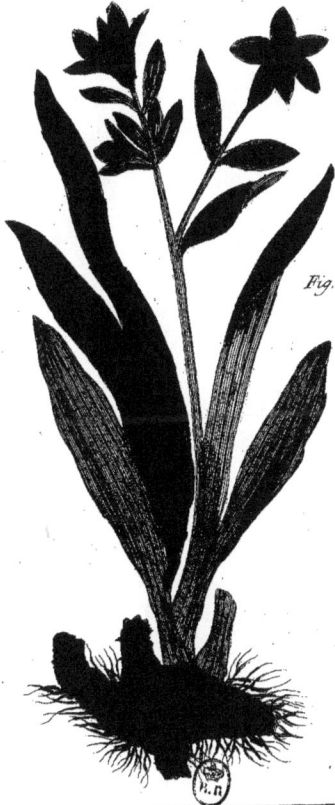

Fig. 3.

Pl. LXXVI.

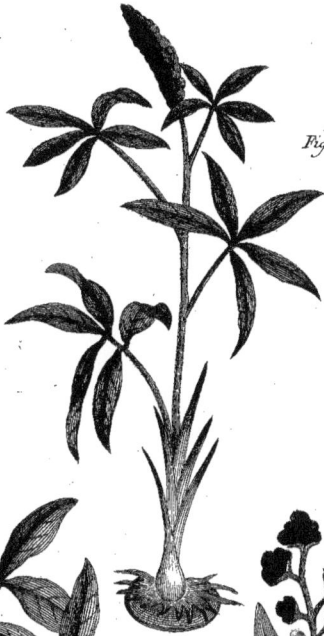

Fig. 1.

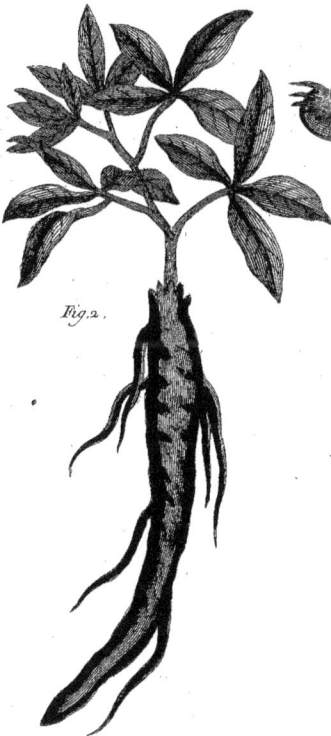

Fig. 2.

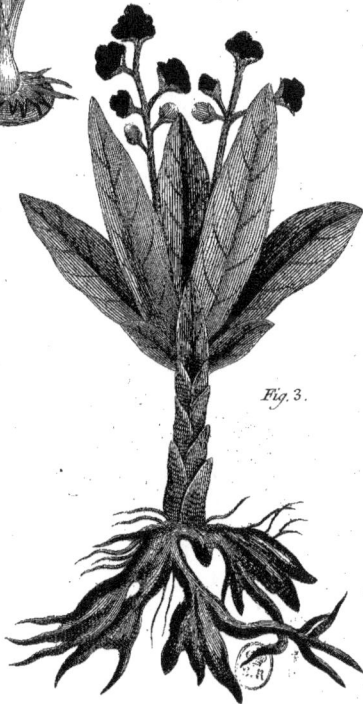

Fig. 3.

Pl. LXXVII.

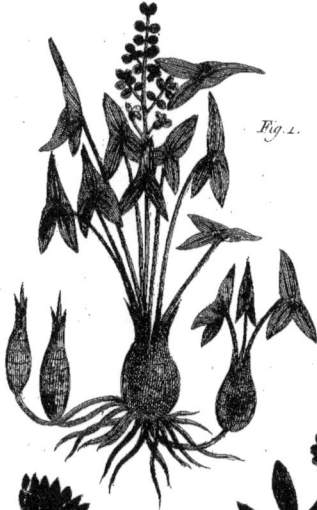

Fig. 1.

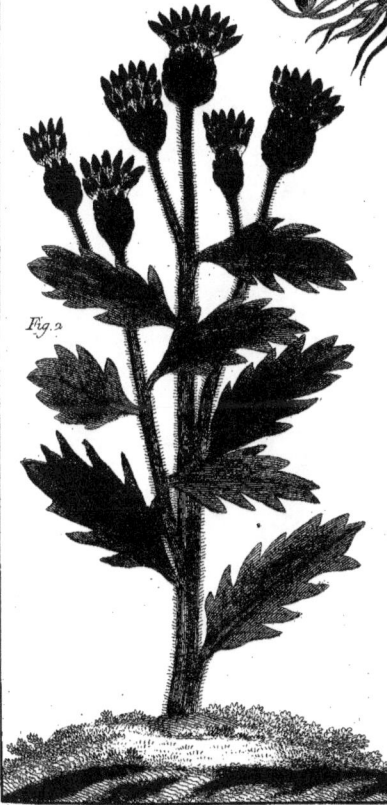

Fig. 3.

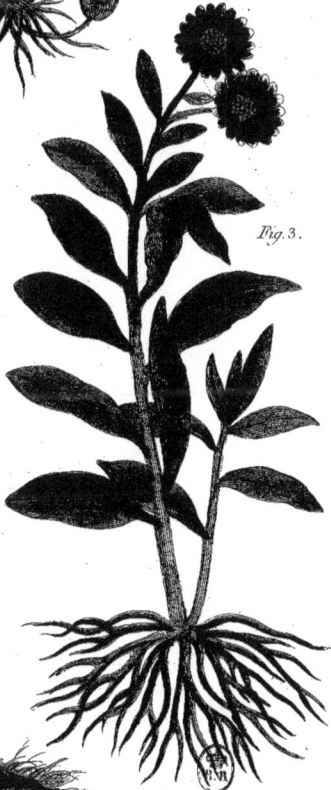

Fig. 2.

Pl. LXXVIII.

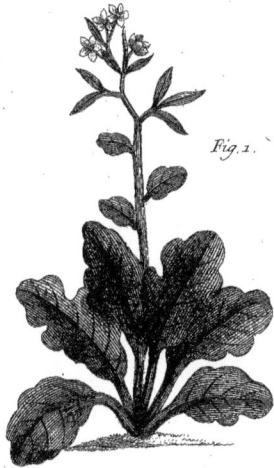

Fig. 1.

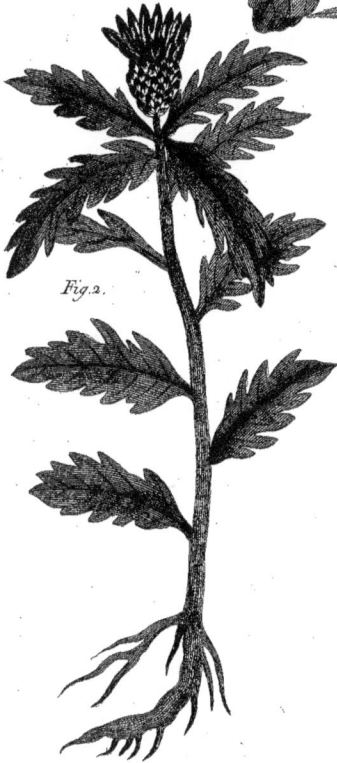

Fig. 2.

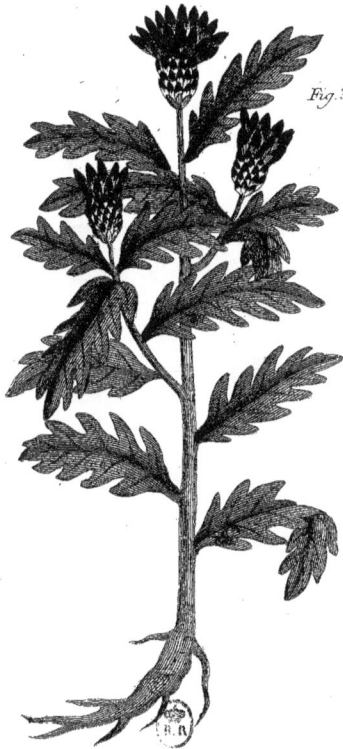

Fig. 3.

Pl. LXXIX.

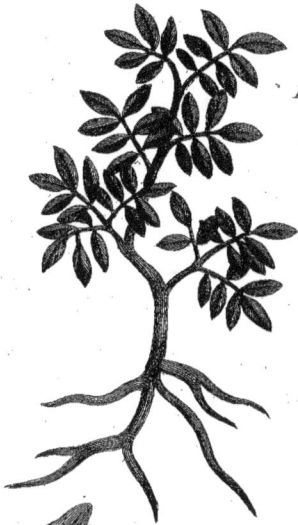

Fig. 1.

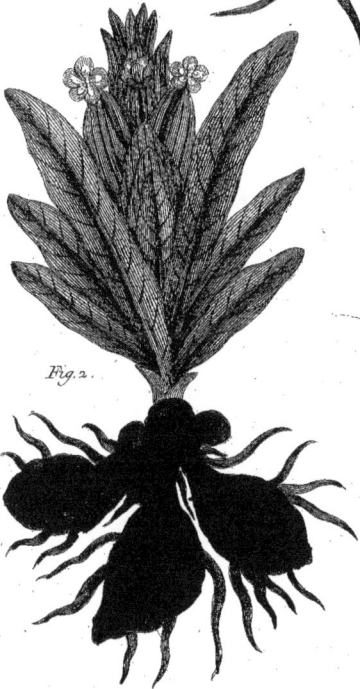

Fig. 2.

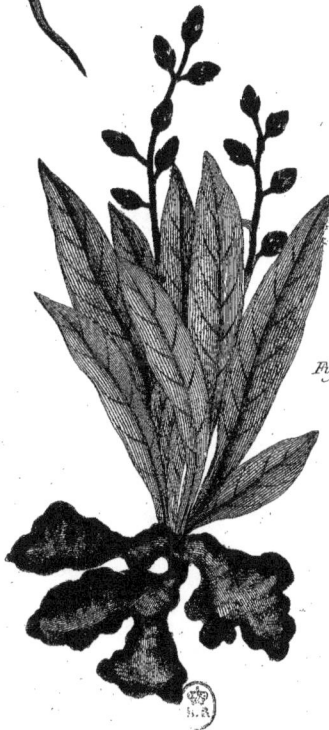

Fig. 3.

Pl. LXXX.

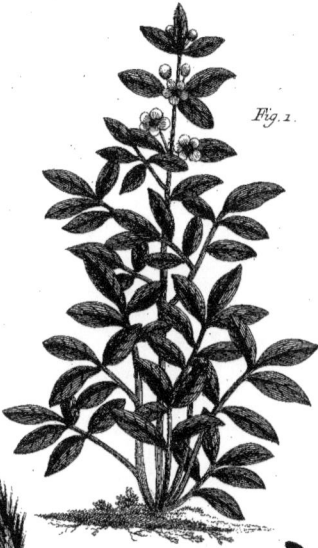

Fig. 1.

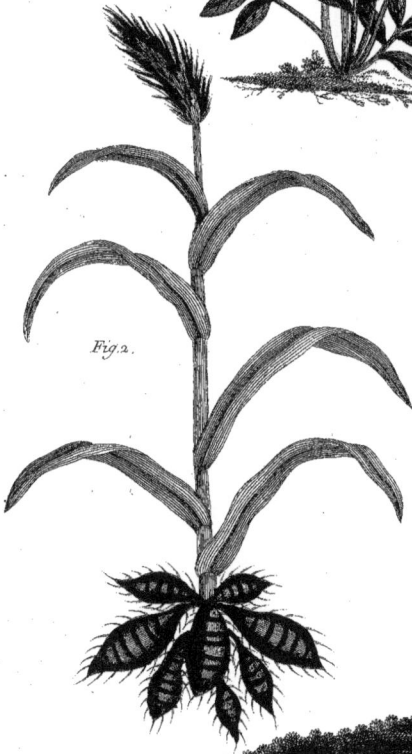

Fig. 2.

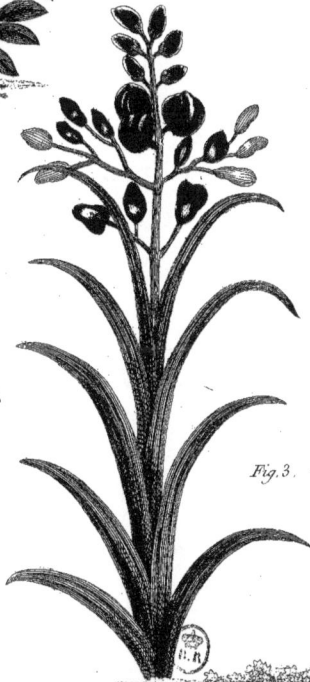

Fig. 3.

Pl. LXXXI.

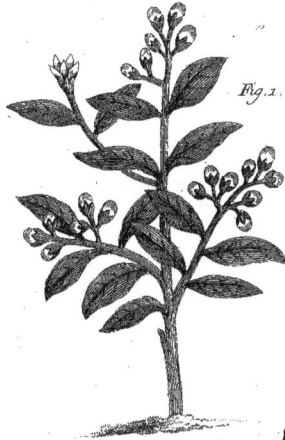

Fig. 1.

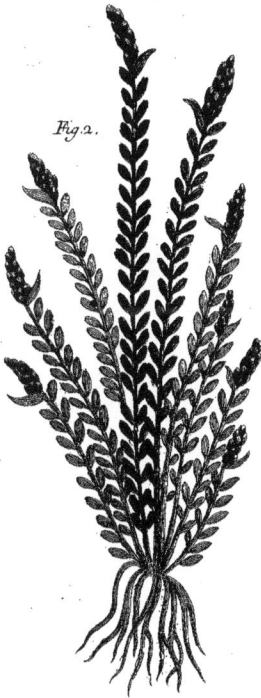

Fig. 2.

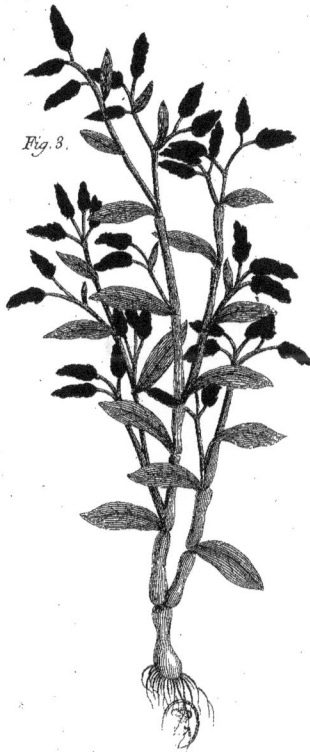

Fig. 3.

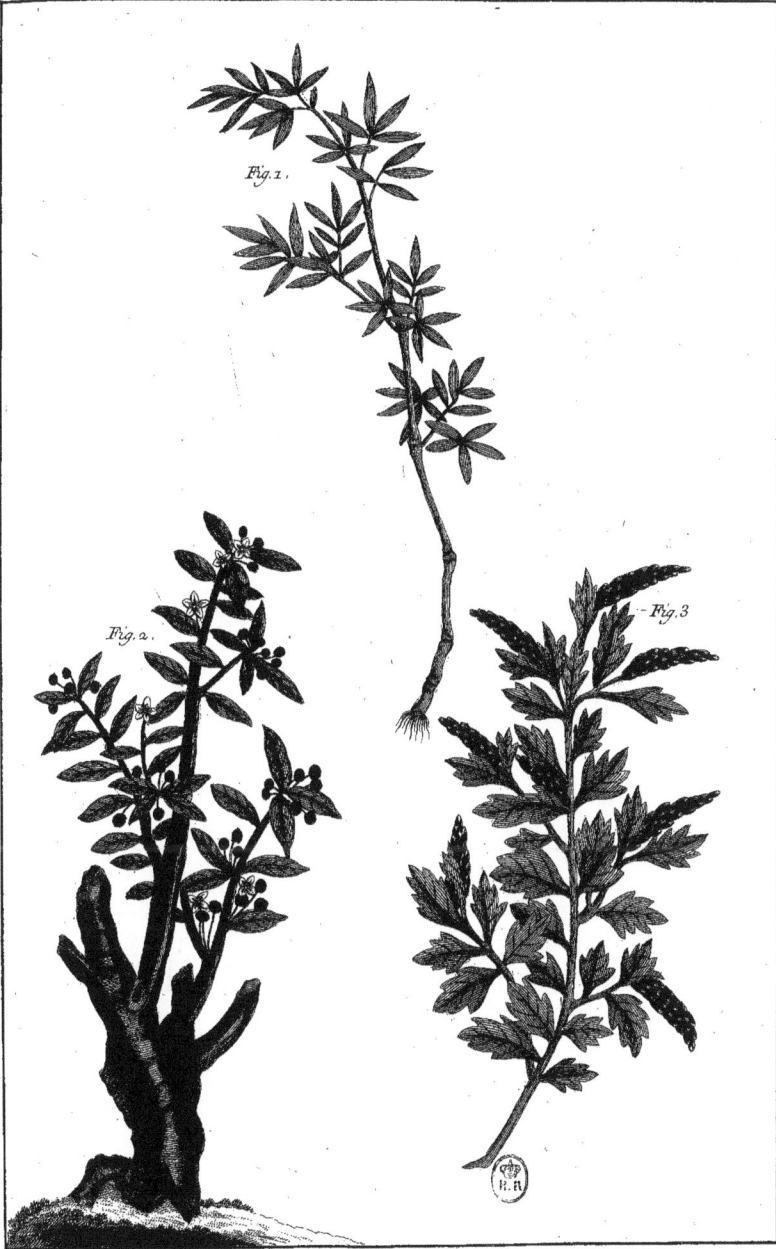

Pl. LXXXII.

Fig. 1.

Fig. 2.

Fig. 3.

Pl. LXXXIII.

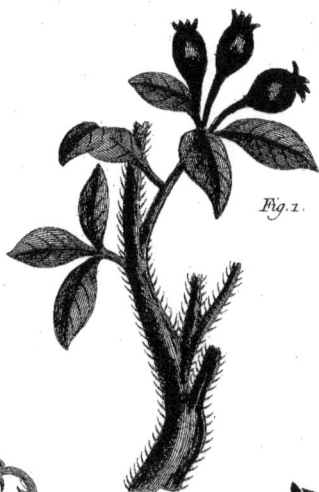

Fig. 1.

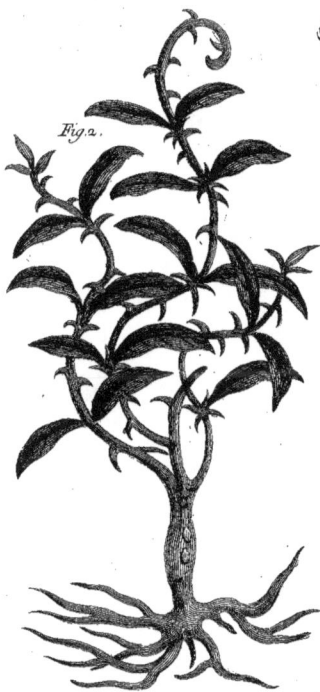

Fig. 2.

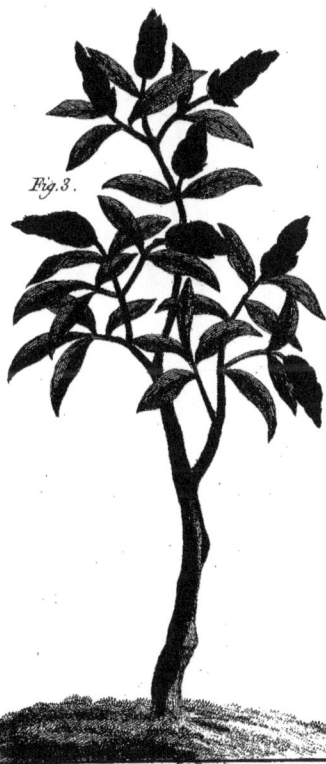

Fig. 3.

Pl. LXXXIV.

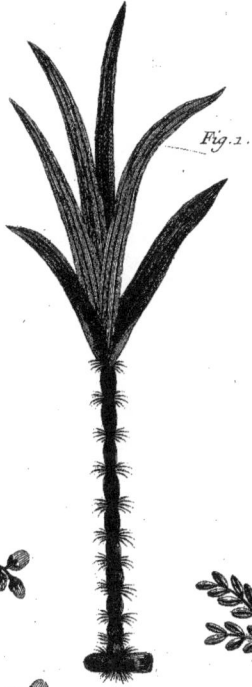

Fig. 1.

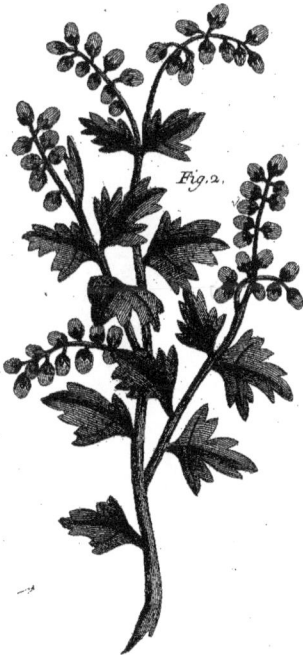

Fig. 2.

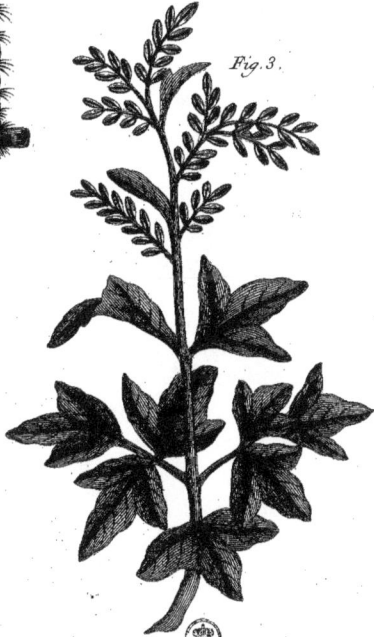

Fig. 3.

Pl. LXXXV.

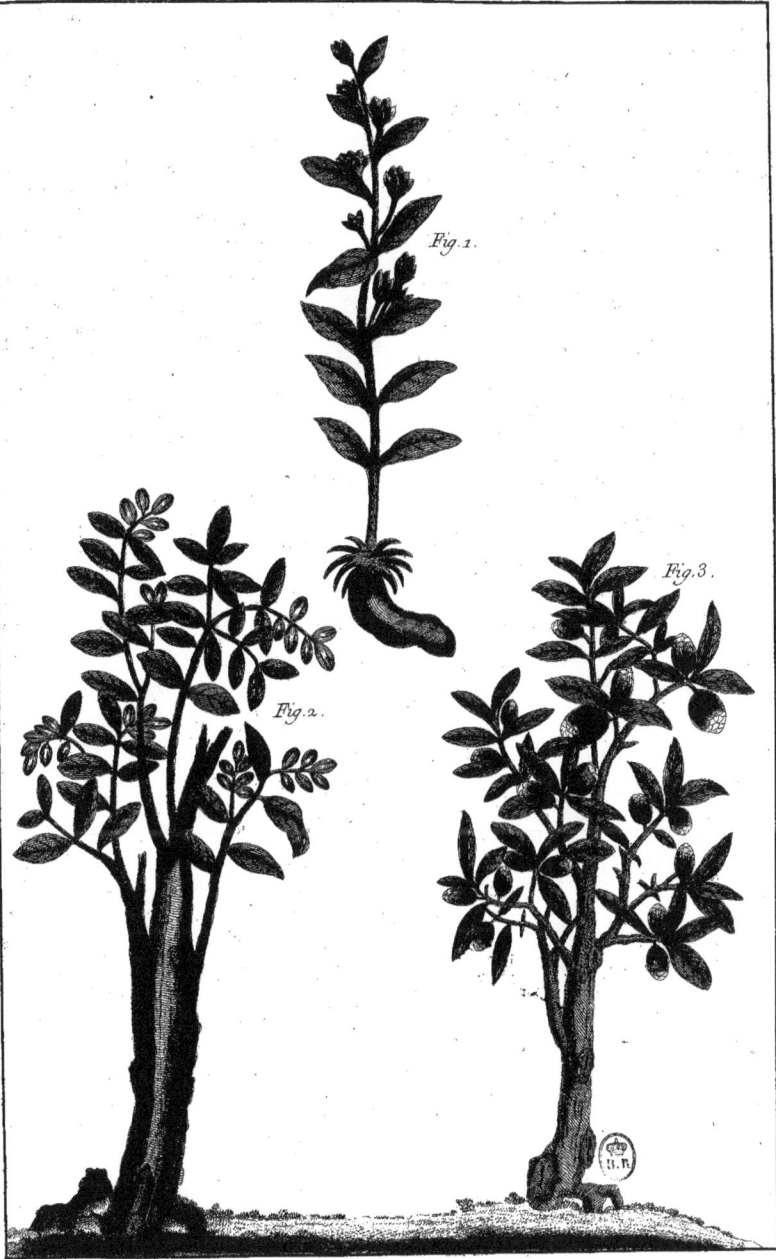

Fig. 1.

Fig. 2.

Fig. 3.

Pl. LXXXVI.

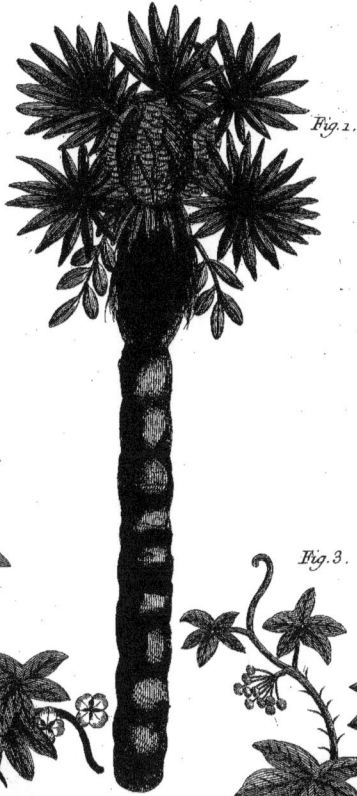

Fig. 1.

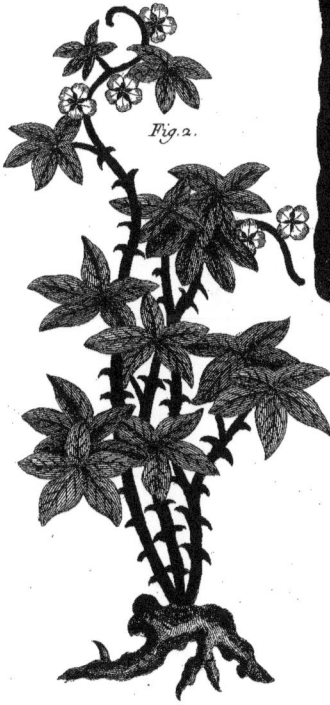

Fig. 2.

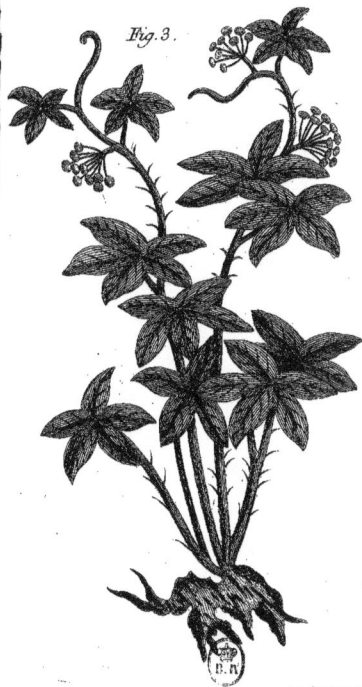

Fig. 3.

Pl. LXXXVII.

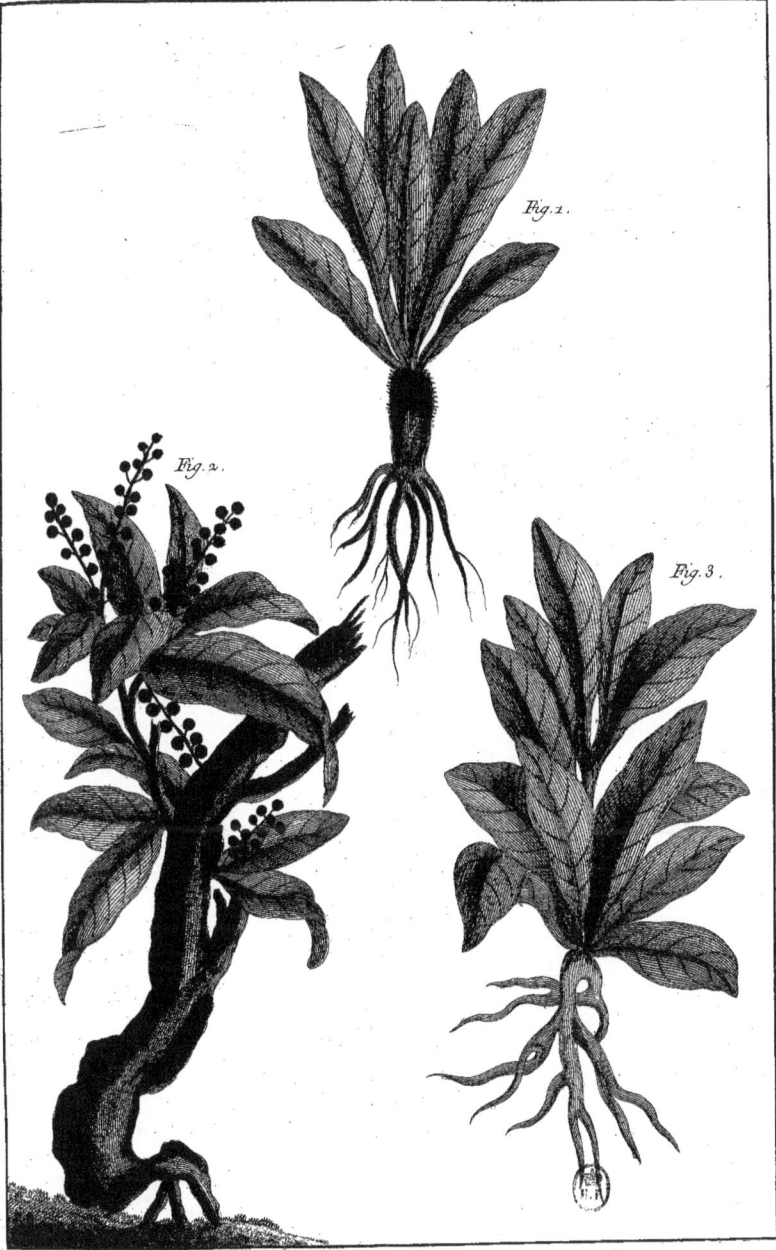

Fig. 1.

Fig. 2.

Fig. 3.

Pl. LXXXVIII.

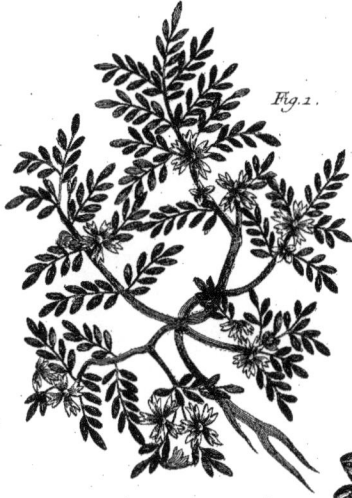

Fig. 1.

Fig. 3.

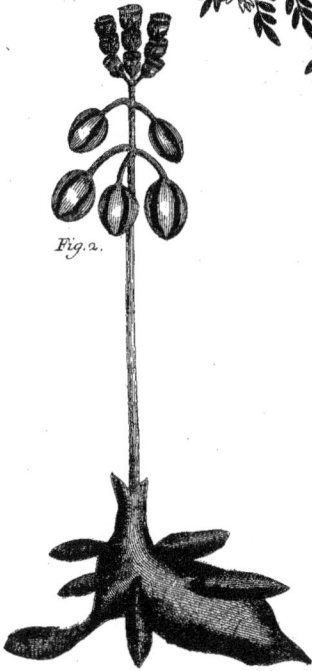

Fig. 2.

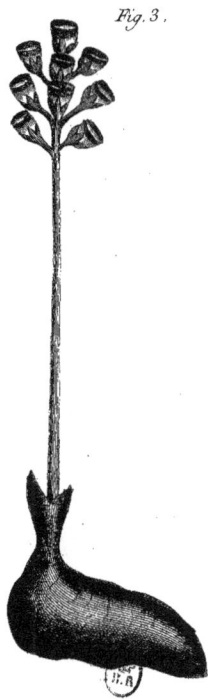

Pl. LXXXIX.

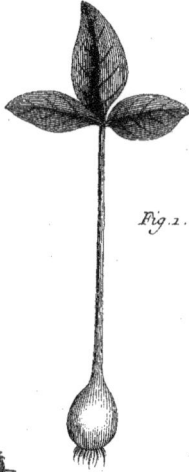

Fig. 1.

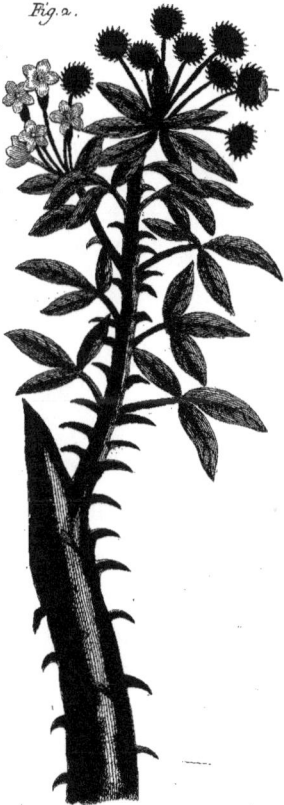

Fig. 2.

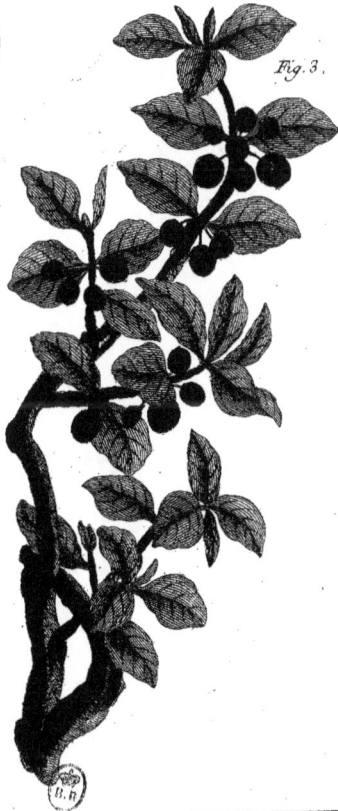

Fig. 3.

Pl. XC.

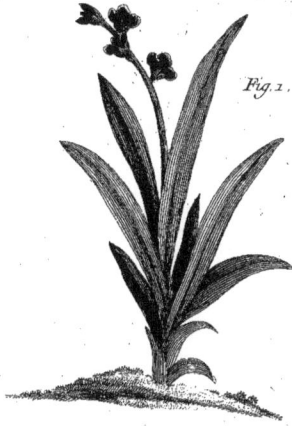

Fig. 1.

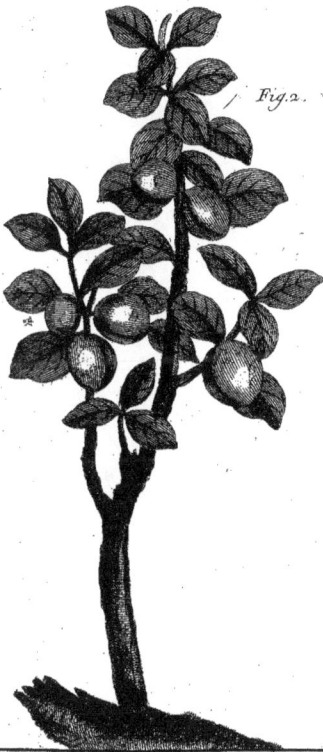

Fig. 2.

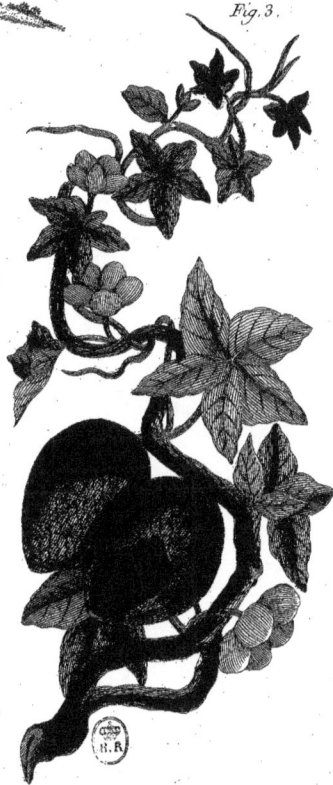

Fig. 3.

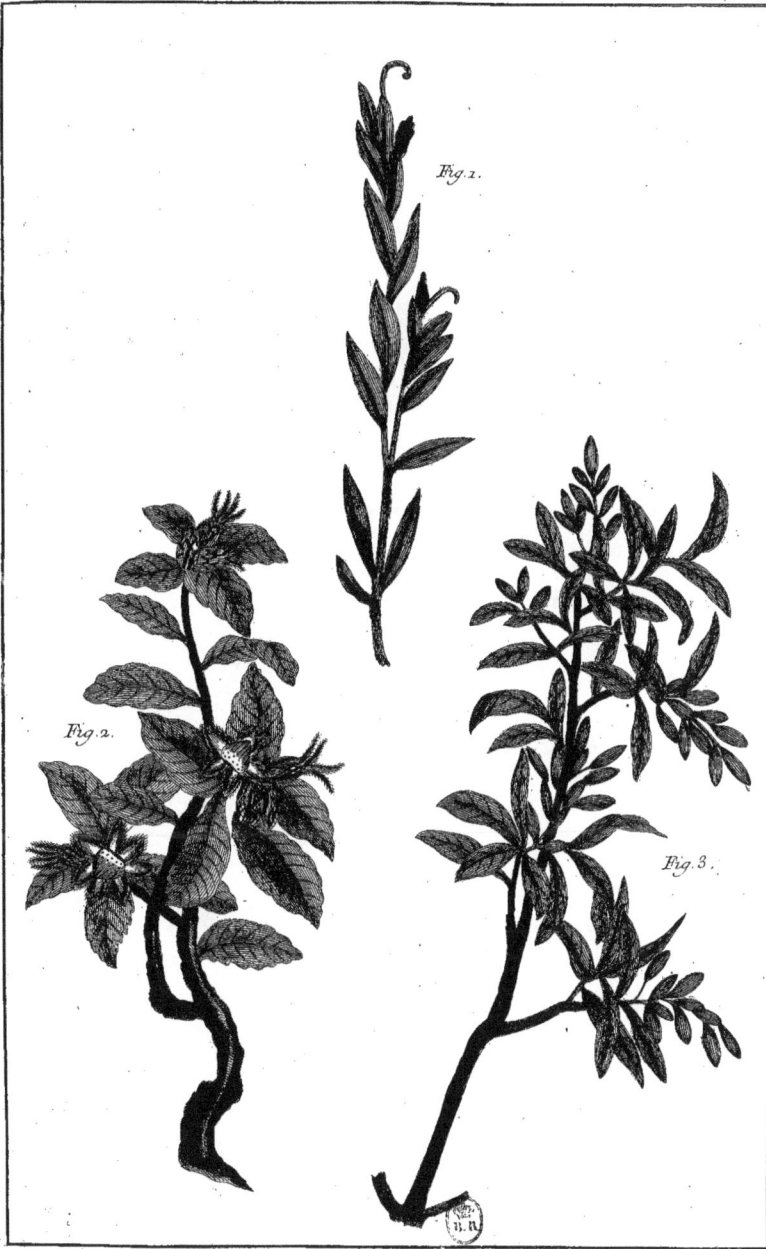

Fig. 1.

Fig. 2.

Fig. 3.

Pl. XCII.

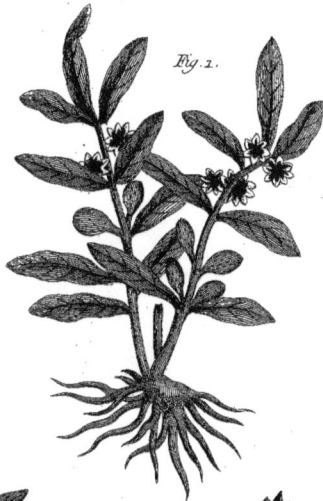

Fig. 1.

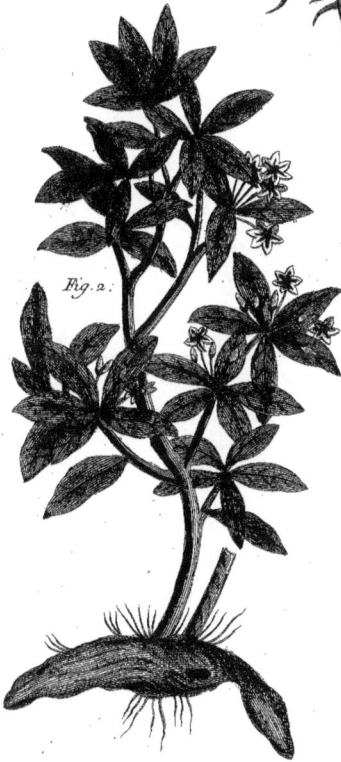

Fig. 2.

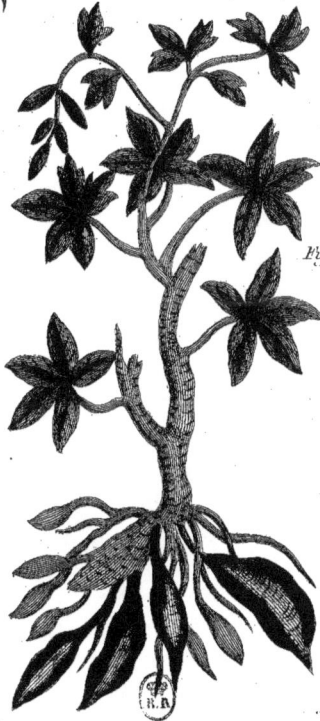

Fig. 3.

Pl. XCIII.

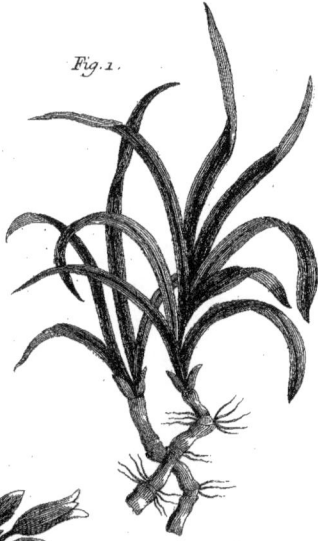

Fig. 1.

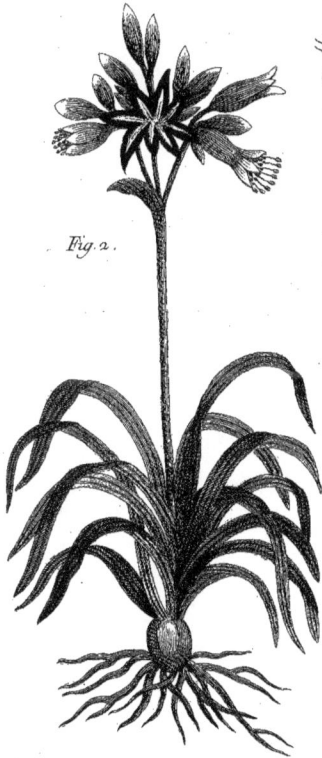

Fig. 2.

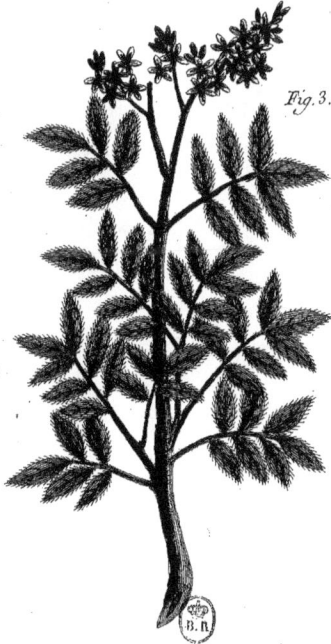

Fig. 3.

Pl. XCIV.

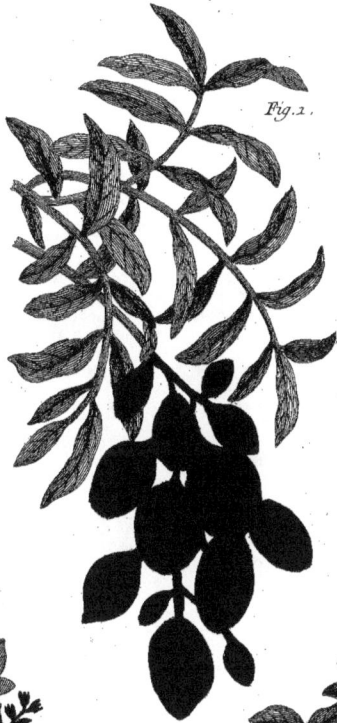

Fig. 1.

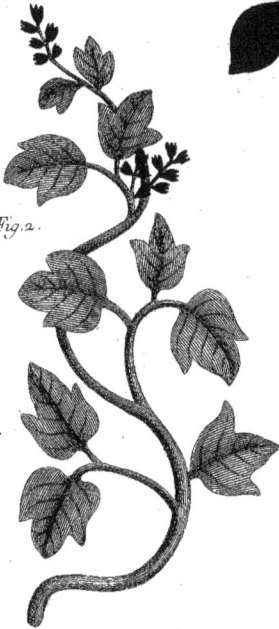

Fig. 2.

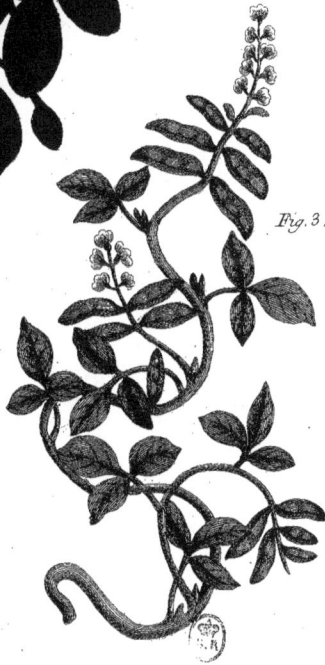

Fig. 3.

Pl. XCV.

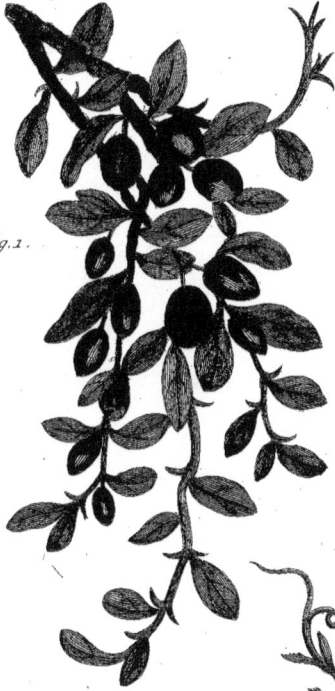

Fig. 1.

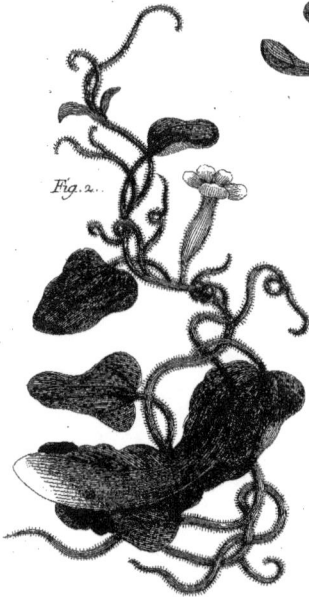

Fig. 2.

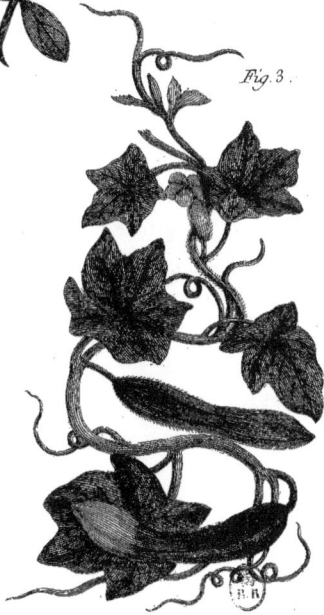

Fig. 3.

Pl. XCVI.

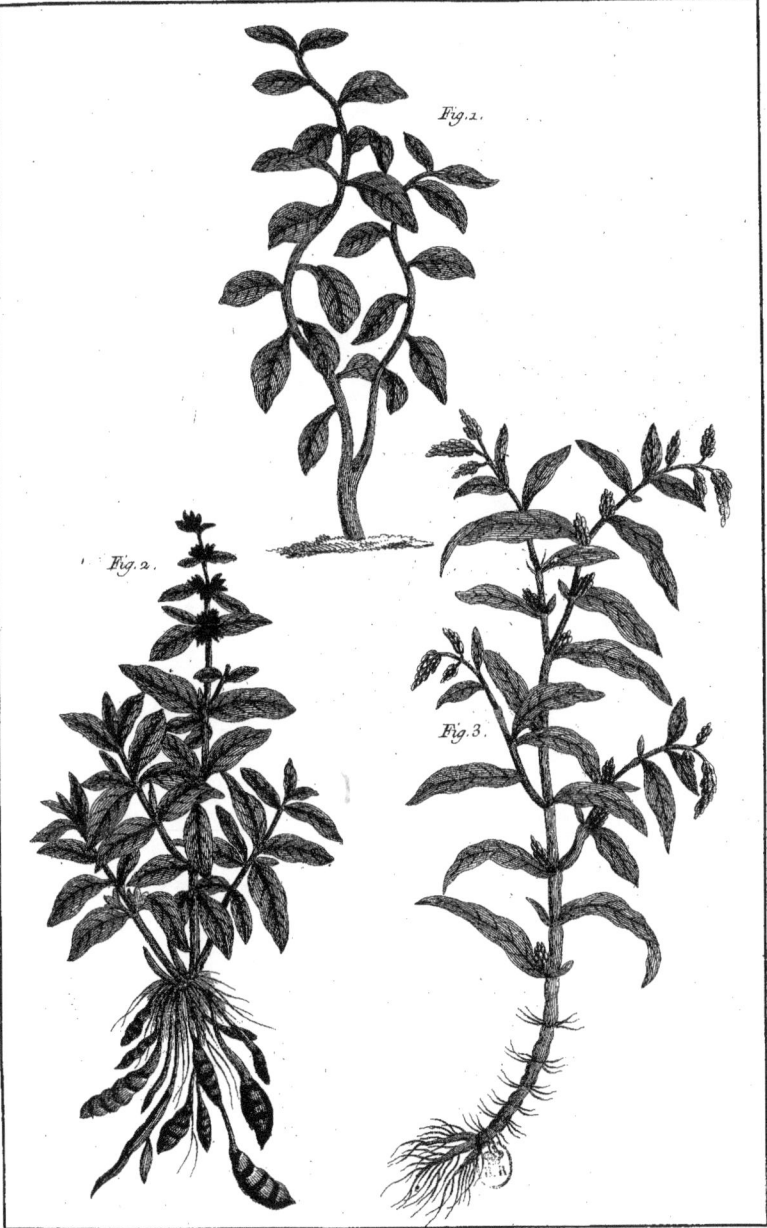

Fig. 1.

Fig. 2.

Fig. 3.

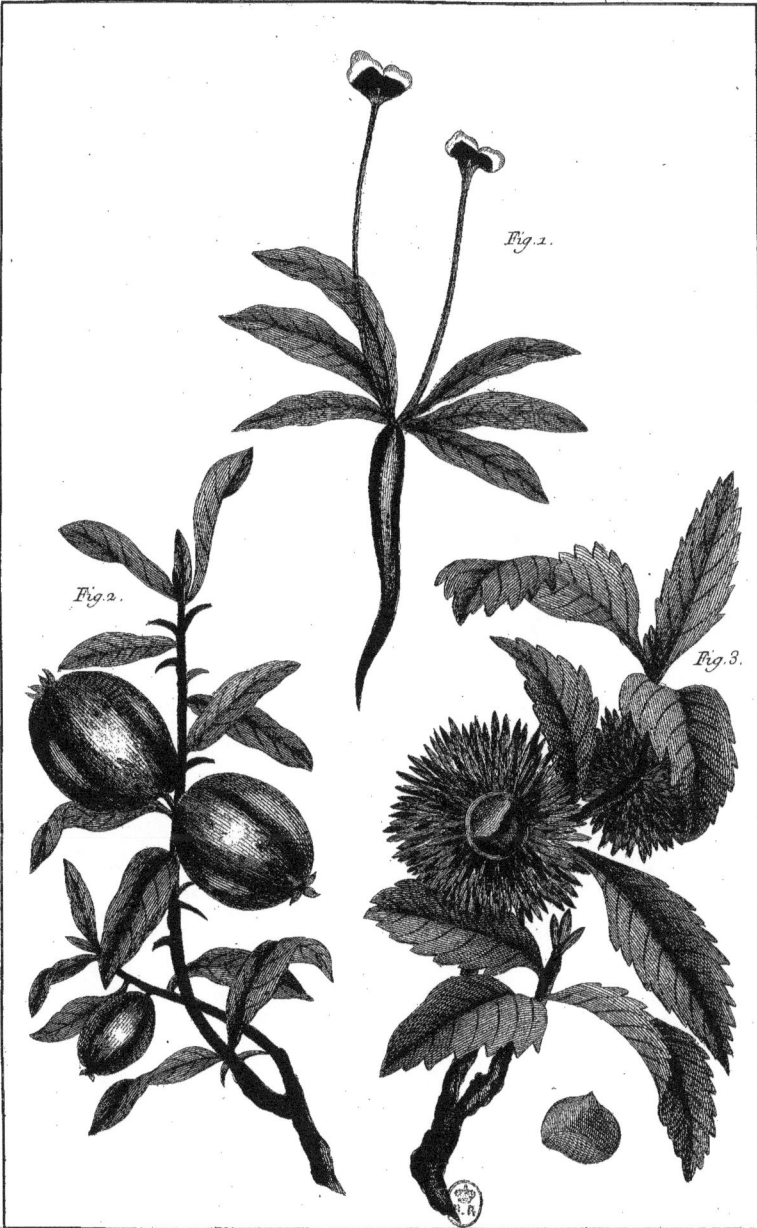

Fig.1.

Fig.2.

Fig.3.

Pl. XCVIII.

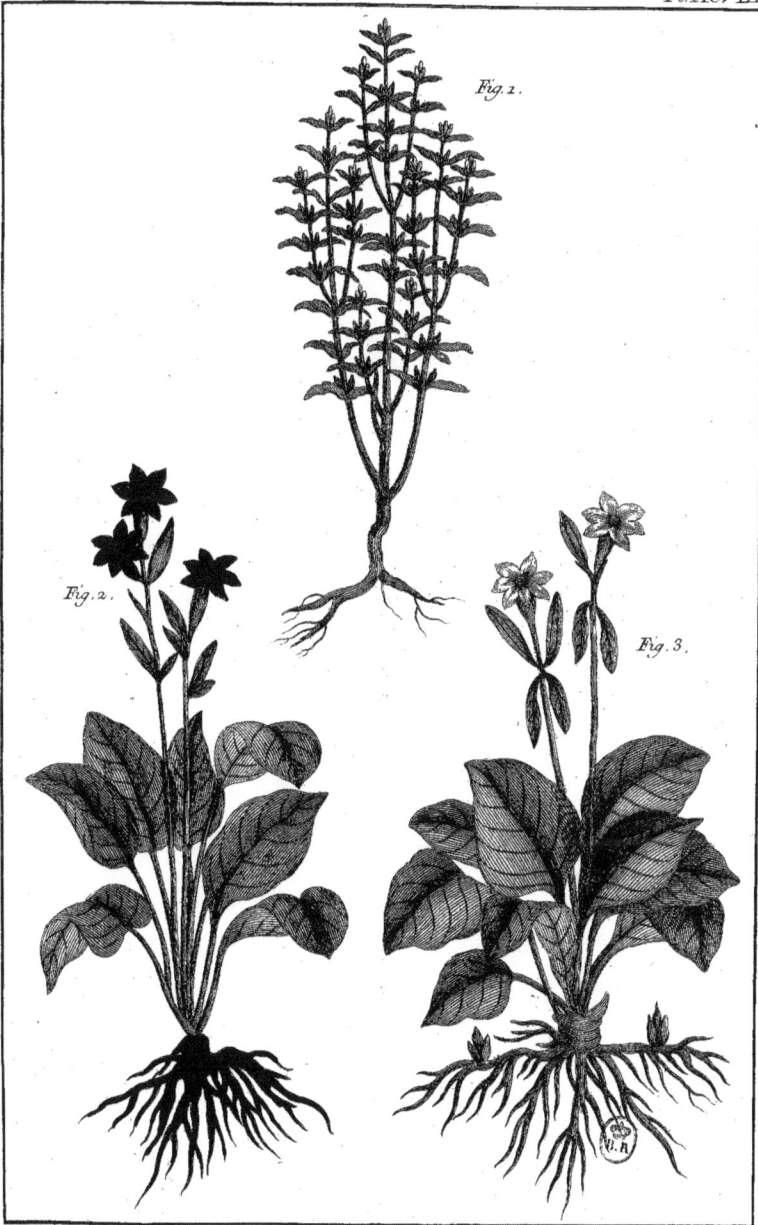

Fig. 1.

Fig. 2.

Fig. 3.

Pl. XCIX.

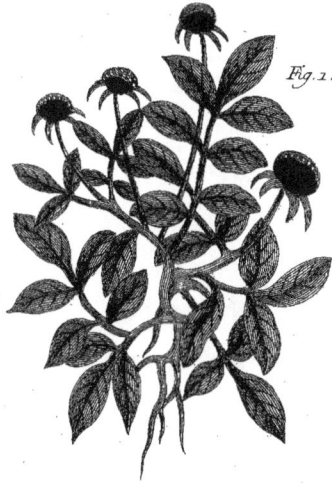

Fig. 1.

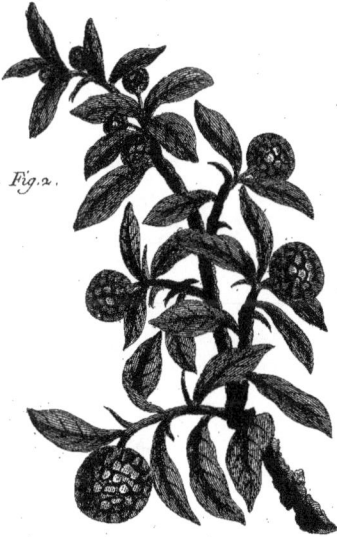

Fig. 2.

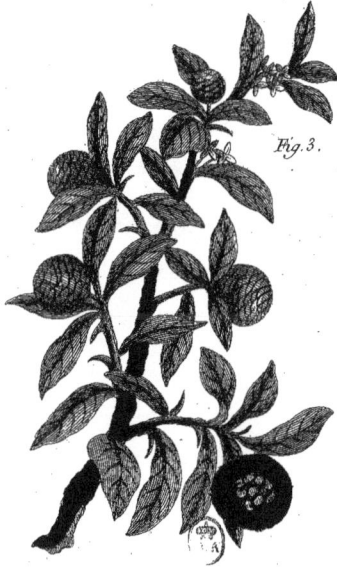

Fig. 3.

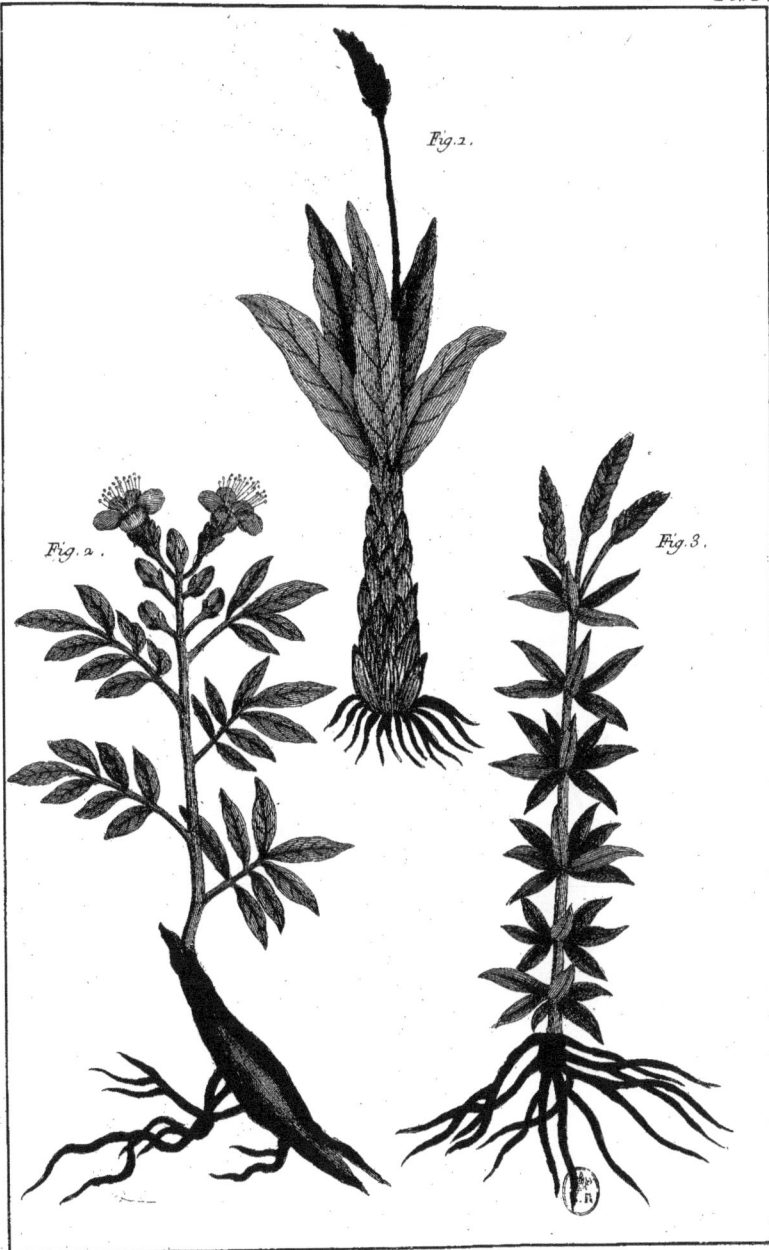

Pl. C.

Fig.1.

Fig.2.

Fig.3.

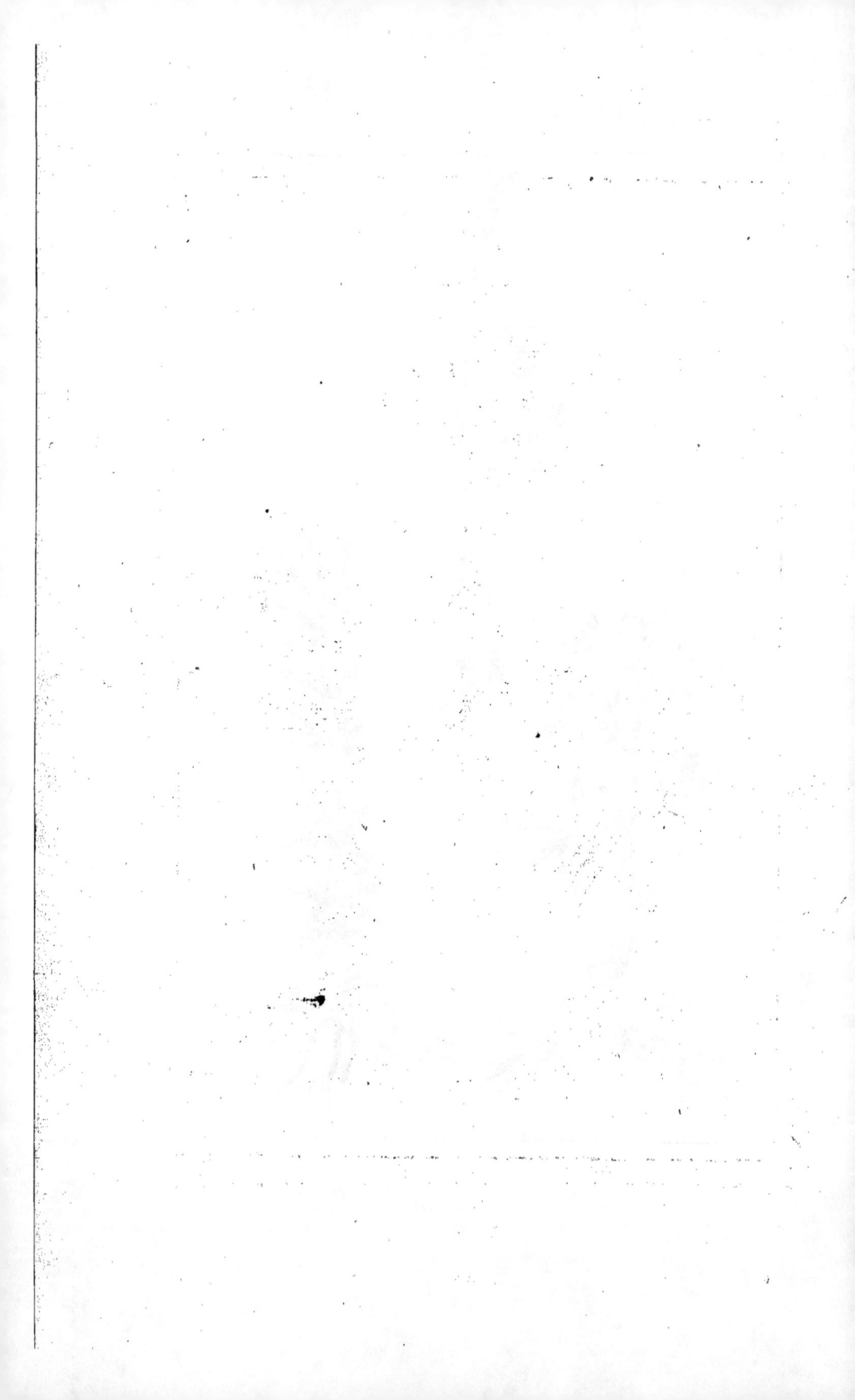

EXPLICATION
DES PLANCHES.

PLANCHE 1, *fig.* 1, Lien fien teng ; *fig.* 2, Lin kin ; *fig.* 3, Pipaye.

Pl. 2, *fig.* 1, Nant fchou ; *fig.* 2, Chout fao ; *fig.* 3, Chout fiao.

Pl. 3, *fig.* 1, Sien mao ; *fig.* 2, Kou foui pou ; *fig.* 3, Kou foui pou.

Pl. 4, *fig.* 1, Sien mao ; *fig.* 2, Siuen fou hoa ; *fig.* 3, Kie keng.

Pl. 5, *fig.* 1, Peteou oung ; *fig.* 2, Lien kio ; *fig.* 3, Lien kio.

Pl. 6, *fig.* 1, Kou tfing tfao ; *fig.* 2, Lujou ; *fig.* 3, Lang tou.

Pl. 7, *fig.* 1, Hou lou pa ; *fig.* 2, Siu foui tze ; *fig.* 3, Yu tchi tze.

Pl. 8, *fig.* 1, Teou keou ; *fig.* 2, Mateou ling ; *fig.* 3, Mateou ling.

Pl. 9, *fig.* 1, Man king ; *fig.* 2, Mo yo ; *fig.* 3, Yang moei.

Pl. 10, *fig.* 1, Keou ki ; *fig.* 2, Ko li le ; *fig.* 3, Chi.

Pl. 11, *fig.* 1, Hoang tfing ; *fig.* 2, Hoang tfing ; *fig.* 3, Tchang pou.

Pl. 12, *fig.* 1, Gin fen, ou Ginchen ; *fig.* 2, Gin fen ; *fig.* 3, Ginchen.

Pl. 13, *fig.* 1, Kiu hoa ; *fig.* 2, Kiu hoa ; *fig.* 3, Kiu hoa.

Pl. 14, *fig.* 1, Kan tfao ; *fig.* 2, Tchai hou ; *fig.* 3, Kan tfao.

Pl. 15, *fig.* 1, Petchou ; *fig.* 2, Petchou ; *fig.* 3, Tfang tchou.

Pl. 16, *fig.* 1, Tchong ouei tze ; *fig.* 2, Ti hoang ; *fig.* 3, Ti hoang.

Pl. 17, *fig.* 1, Tou fe tze ; *fig.* 2, Tien men tong ; *fig.* 3, Tien men tong.

Pl. 18, *fig.* 1, Yven tchi ; *fig.* 2, Yven tchi ; *fig.* 3, Yven tchi.

Pl. 19, *fig.* 1, Nieou fi ; *fig.* 2, Ouei foui ; *fig.* 3, Ouei foui.

Pl. 20, *fig.* 1, Pa ki tien ; *fig.* 2, Hoang lien ; *fig.* 3, Hoang lien.

Pl. 21, *fig.* 1, Pa ki tien ; *fig.* 2, Che hou ; *fig.* 3, Che hou.

Pl. 22, *fig.* 1, Tche fie ; *fig.* 2, Tche fie ; *fig.* 3, Tche fie.

Pl. 23, *fig.* 1, Fang fong ; *fig.* 2, Fang fong ; *fig.* 3, Pou hoang.

Pl. 24, *fig.* 1, Mieou fi ; *fig.* 2, Mieou fi ; *fig.* 3, Yygin.

Pl. 25, *fig.* 1, Mai men tong ; *fig.* 2, Toa ho ; *fig.* 3, Mai men tong.

Pl. 26, *fig.* 1, Si fou ; *fig.* 2, Si fing ; *fig.* 3, Ching ma ; *fig.* 4, Ching ma.

Pl. 27, *fig.* 1, Tche tfien tze ; *fig.* 2, Si fin ; *fig.* 3, Tfao long tan.

Pl. 28, *fig.* 1, Tfao long tan ; *fig.* 2, Tfao long tan ; *fig.* 3, Tfao long tan.

Pl. 29, *fig.* 1, Tou ho ; *fig.* 2, Tou ho ; *fig.* 3, Y y tfao.

Pl. 30, *fig.* 1, Tiang ho ; *fig.* 2, Tiang ho ; *fig.* 3, Tfao kuo.

Pl. 31, *fig.* 1, Lieou lou ; *fig.* 2, Lieou lou ; *fig.* 3, Siu touan.

Pl. 32, *fig.* 1, Kine ming tze ; *fig.* 2, Kine ming tze ; *fig.* 3, Kine ming tze.

Pl. 33, *fig.* 1, Che tchoang tze ; *fig.* 2, Ti fou tze ; *fig.* 3, Gin tong.

Pl. 34, *fig.* 1, Tanc hin ; *fig.* 2, Ou oua tze ; *fig.* 3, Tfien ken.

Pl. 35, *fig.* 1, Fang fong ; *fig.* 2, Fang fong ; *fig.* 3, Siu touan.

Pl. 36, *fig.* 1, Long nao ; *fig.* 2, Kin ing tze ; *fig.* 3, Kin ing tze.

Pl. 37, *fig.* 1, Ca chin ; *fig.* 2, Ca chin ; *fig.* 3, Trin tchin hao.

Pl. 38, *fig.* 1, Mou hiang ; *fig.* 2, Chan yo ; *fig.* 3, Tfchou lin.

Pl. 39, *fig.* 1, Hiong kiang ; *fig.* 2, Hoang ki ; *fig.* 3, Hieng kieng ; *fig.* 4, Hieng kieng.

Pl. 40, *fig.* 1, ... *fig.* 2, Ouang pou lieou hing ; *fig.* 3, Fong hiang.

Pl. 41, *fig.* 1, Che tfchou yu ; *fig.* 2, Tan tchou ; *fig.* 3, Heou po.

Pl. 42, *fig.* 1, Hiun lou hiang ; *fig.* 2, Ki che hiang ; *fig.* 3, Jou hiang.

Pl. 43, *fig.* 1, Ou tchou yn ; *fig.* 2, Sang mou eul ; *fig.* 3, Sang ken pe pi.

Pl. 44, *fig.* 1, Pei mou ; *fig.* 2, Pei mou ; *fig.* 3, Hiuen chin.

Pl. 45, *fig.* 1, Niu tchin che ; *fig.* 2, Tchin hiang ; *fig.* 3, Soui hai.

Pl. 46, *fig.* 1, Soan tfiang ; *fig.* 2, Mao ken ; *fig.* 3, Mao ken.

Pl. 47, *fig.* 1, Tchi tze ; *fig.* 2, Tchin hiang ; *fig.* 3, Ting hiang.

Pl. 48, *fig.* 1, Hoang kin ; *fig.* 2, Keou tfi ; *fig.* 3, Keou tfi.

Pl. 49, *fig.* 1, Ngan fien hiang ; *fig.* 2, Tan hiang ; *fig.* 3, Tfin fan.

Pl. 50, *fig.* 1, Sin y ; *fig.* 2, Tchi tchong ; *fig.* 3, Sang chang ni feng.

Pl. 51, *fig.* 1, Ping laug ; *fig.* 2, Tchi kie ; *fig.* 3, Tchi che.

Pl. 52, *fig.* 1, Tfin fan ; *fig.* 2, Tchi cheo yo ; *fig.* 3, Pe chao yo.

Pl. 53, *fig.* 1, Che ouei ; *fig.* 2, Tchi mou ; *fig.* 3, Tchi mou ; *fig.* 4, Tchi mou.

Pl. 54, *fig.* 1, Tong tfao ; *fig.* 2, Mou long ; *fig.* 3, Mou long.

Pl. 55, *fig.* 1, Ke ken ; *fig.* 2, Ke ken ; *fig.* 3, Koua lou.

Pl. 56, *fig.* 1, Tchi mou ; *fig.* 2, Pe ho ; *fig.* 3, Pe ho.

Pl. 57, *fig.* 1, Mou tang ; *fig.* 2, Ma hoang ; *fig.* 3, Ma hoang.

Pl. 58, *fig.* 1, Si cul che ; *fig.* 2, Tfing tfao ; *fig.* 3, Chan tchou yu.

Pl. 59, *fig.* 1, Tang kouei ; *fig.* 2, Kou chin ; *fig.* 3, Kou chin.

Pl. 60, *fig.* 1, Kiu me ; *fig.* 2, Tfin fan ; *fig.* 3, Tfin fan.

Pl. 61, *fig.* 1, Chan tfe kou ; *fig.* 2, Fong tchang ; *fig.* 3, Fong tchang.

Pl. 62, *fig.* 1, San lai ; *fig.* 2, Pe yo ; *fig.* 3, Yen hou fo.

Pl. 63, *fig.* 1, Po leng ; *fig.* 2, Pi po ; *fig.* 3, Hoei hiang tze.

Pl. 64, *fig.* 1, Kou mai ; *fig.* 2, Yun tai ; *fig.* 3, Hiang fou tze.

Pl. 65, *fig.* 1, Tche tfiang tfao ; *fig.* 2, Ling ling hiang ; *fig.* 3, Yu kin.

Pl. 66, *fig.* 1, Kou kiu ; *fig.* 2, Pio hiai ; *fig.* 3, Pio hiai.

Pl. 67, *fig.* 1, Pei mou ; *fig.* 2, Pe tchi ; *fig.* 3, In yang ho.

Pl. 68, *fig.* 1, Tfe tfao ; *fig.* 2, Tfe tfao ; *fig.* 3, Tfien hoa.

Pl. 69, *fig.* 1, Tfe yven ; *fig.* 2, Tfe yven ; *fig.* 3, Tfe yven.

Pl. 70, *fig.* 1, Pe fien ; *fig.* 2, Pe fien ; *fig.* 3, Yu kin hiang.

Pl. 71, *fig.* 1, Kiang hoang ; *fig.* 2, Kao pen ; *fig.* 3, Kao pen.

Pl. 72, *fig.* 1, Ti yu ; *fig.* 2, Ti yu ; *fig.* 3, Chou men tze.

Pl. 73, *fig.* 1, Kiun ta ; *fig.* 2, Che kiun tze ; *fig.* 3, Fang ki.

Pl. 74, *fig.* 1, Pa tfao hoa ; *fig.* 2, Hi che ; *fig.* 3, Ting lie.

Pl. 75, *fig.* 1, Pe tfi li ; *fig.* 2, Tchang chang ; *fig.* 3, Che kan.

Pl. 76, *fig.* 1, Tien nan fing ; *fig.* 2, Ouang fun ; *fig.* 3, Pe kie.

Pl. 77, *fig.* 1, Tfe kou ; *fig.* 2, Hong lan hoa ; *fig.* 3, Pe ou ei.

Pl. 78, *fig.* 1, Tien tfai ; *fig.* 2, Siao ki ; *fig.* 3, Taki.

Pl. 79 , *fig.* 1 , Chan teou ken ; *fig.* 2 , Pong ngo mao ; *fig.* 3 , Kiang hoang.

Pl. 80 , *fig.* 1 , Ho hiang ; *fig.* 2 , King fan leng ; *fig.* 3 , Hong teou keou.

Pl. 81 , *fig.* 1 , Ou yo ; *fig.* 2 , Lan ; *fig.* 3 , Lang ye.

Pl. 82 , *fig.* 1 , Tien tchou hoang ; *fig.* 2 , Sou fang mou , *fig.* 3 , Pe hao.

Pl. 83 , *fig.* 1 , Tang kieou tze ; *fig.* 2 , Keou teng ; *fig.* 3 , Mi mong hoa.

Pl. 84 , *fig.* 1 , Kan tche ; *fig.* 2 , Ngan lu tze ; *fig.* 3 , Ngan lu tze.

Pl. 85 , *fig.* 1 , Lien kio ; *fig.* 2 , Pa tcou ; *fig.* 3 , tchou tze.

Pl. 86 , *fig.* 1 , Song lu ; *fig.* 2 , Ou kia pi ; *fig.* 3 , Ou kia pi.

Pl. 87 , *fig.* 1 , Lan che ; *fig.* 2 , Hou tfiao ; *fig.* 3 , Ma lan.

Pl. 88 , *fig.* 1 , Tfi li tze ; *fig.* 2 , Tchi tfien ; *fig.* 3 , Tchi tfien.

Pl. 89 , *fig.* 1 , Pan hia ; *fig.* 2 , Tcha mou ; *fig.* 3 , Ing tao.

Pl. 90 , *fig.* 1 , Kao leang kiang ; *fig.* 2 , Mei che ; *fig.* 3 , Mou pie tze.

Pl. 91 , *fig.* 1 , Ta tfing ; *fig.* 2 , Tchin tze ; *fig.* 3 , Kan lan.

Pl. 92 , *fig.* 1 , Hi lien ; *fig.* 2 , In yu ; *fig.* 3 , Pelien.

Pl. 93 , *fig.* 1 , Che hiang ieou ; *fig.* 2 , Si uen tfao ; *fig.* 3 , Kien hoa.

Pl. 94 , *fig.* 1 , Li tchi ; *fig.* 2 , Ki tfai ; *fig.* 3 , Pien teou.

Pl. 95 , *fig.* 1 , Ta tfao ; *fig.* 2 , Kou pao ; *fig.* 3 , Hou koua.

Pl. 96 , *fig.* 1 , Hoang yo ; *fig.* 2 , Kan lou tze ; *fig.* 3 , Leao che.

Pl. 97 , *fig.* 1 , Tche lang ; *fig.* 2 , Mou koua ; *fig.* 3 , Li tze.

Pl. 98 , *fig.* 1 , Hiang iou ; *fig.* 2 , Tfee yu tfan ; *fig.* 3 , Pe yu tfan hoa.

Pl. 99 , *fig.* 1 , Fou pen tze ; *fig.* 2 , Tfing pi ; *fig.* 3 , Kiu.

Pl. 100 , *fig.* 1 , Li lou ; *fig.* 2 , Yang tchi tchou ; *fig.* 3 , Ouei ling fien.

Nota. Les Planches XI & fuivantes , jufques & y compris la LXXe , font tirées de la Collection des *Planches enluminées & non enluminées d'Hiftoire Naturelle.* Nous donnerons les Noms botaniques de ces Plantes dans la feconde Partie de notre *Hiftoire Naturelle & Economique des trois Regnes.*

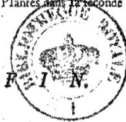

F I N.

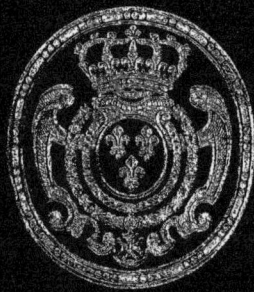

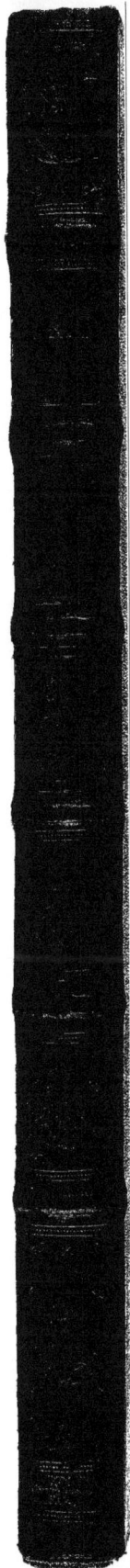

www.ingramcontent.com/pod-product-compliance
Lightning Source LLC
Chambersburg PA
CBHW060028100426
42740CB00010B/1649